ツムラの理念経営

“全社員対話”の継続で
企業精神は浸透する

PHP研究所［編］

PHP

はじめに

会議室の一面を覆う超大型モニターに、顔、顔、顔が並んでいる。その数200人。

「皆さん、おはようございます！　今日もよろしくお願いいたします」

会議室から講師が手を振りながら、にこやかに挨拶をする。

モニターのなかの顔が一斉にほころぶ。手を振り返したり、動きで挨拶を返してくる人も多い。

やがて講師による全体講義が始まった。途中で小人数のグループに分かれてディスカッションをしたり、そこで話し合った内容についてチャットで全体共有したり、講師がフィードバックを与えたり。メンバーを組み替えてまた話し合い、全体で共有し合う。質問も次々と飛び出し、終始なごやかなムードのなかで、空気がどんどん温まっていく。

これは、Ｗｅｂ会議システムを用いてオンラインで行われたツムラの社内講座「理念浸透オフサイトミーティング＆コーチ・ミーティング」の光景である。傍らで機材の調整をし、運営実務を進めるスタッフは全員マスク姿。これはコロナ禍で人が集まることが憚《はばか》られていた時期に行われていた講座の模様だ。

オンライン講座自体はもはや珍しくない。しかし、特筆すべきは、ここで扱っているテーマが「理念」であることだ。会社の理念について、社員がこんなに笑顔でイキイキと話し合えている。Ｗｅｂで行われているので、一つの場に全員が集まっているわけではない。だが、みんなの発する熱気が明らかに伝わってくる。非常に画期的なことである。

単体社員数２６００人を超える企業だから、グループで一緒になったときにはほぼ初対面という人も多い。夕張の工場の人もいれば、九州地区で営業ＭＲ（医薬情報担当者）をやっている人もいる、研究所で生薬《しょうやく》の研究に取り組んでいる人、センターで生薬の品質管理をしている人、本社で経理をやっている人……。ふだんはまったく接点のない人たちと顔を合わせて、互いが会社に対して思っていることを語り合う。

こうした機会を、ツムラでは年に数回、繰り返し続けている。当初はリアルに集まっての講座だった。しかし、〝コロナのおかげ〟で思いきってオンラインでやろうと切り替えたことで、むしろ地域や職種の垣根を超えた講座ができるようになったという。


理念を浸透させたい――これは会社の規模の大小に関係なく、いま多くの企業が抱えている課題だ。

「理念経営」を志している経営者は多い。朝礼で唱和させてみたり、クレドを作って携帯を促したりしてみる。だが、多くの場合、そんなことでは身にはつかない。理念浸透がなかなかままならない理由はどこにあるのだろうか。

経営理念、ビジョン、ミッション、バリュー、パーパス……いろいろな表現があるが、すべて「組織のアイデンティティ」を定義づけたものだ。

「私たちは何者なのか」
「何を成し遂げようとしているのか」
「何のために存在しているのか」

組織の存在意義の意味づけをし、自分たちで考える「こうありたい姿」として、どこの企業の理念も反論しようのない立派な文言が並んでいる。

それをただの〝お飾り〟にしないためには、社員がその言葉に共感し、〝自分事〟にできるようにしなくてはならない。つまり、組織のアイデンティティが社員一人ひとりのアイデンティティに結びつくものにしなくてはならない。どうやってつなげていったらいいのか。

また、「確かに研修後の1週間は社員の意識は変わる。しかしまたすぐに元に戻る」「これまで何度も研修をやってきたが、続かなかった」「結局、研修では社員も組織も大きくは変わらなかった」という声は、多くの企業で幾度となく聞いてきた。おそらくどこの会社でも似たような声は聞くだろう。でも、確かにツムラは変化し、継続しているのだ。なぜなのか。

冒頭で紹介したWeb講座による理念浸透のあり方は、その問いに対する株式会社ツムラの実践的な答えである。

現社長・加藤照和は2012（平成24）年に社長に就任して以来、理念経営を目指し、どうしたらいいかを考え抜いてきたという。

トップダウンでただ一方的に社員に押し付けたくはない。そんなことをしても本当の浸透にはならない。どうしたら会社の理念と個人の人生観をつながりのあるものとして捉えてもらえるだろうか。

本書はその軌跡を紹介するものである。

人は、健康なときには健康であることの大切さになかなか気づきにくい。病気になって初めて健康の大切さに気づく。

実は組織にも同じようなところがある。

ツムラには、組織のアイデンティティの危機があった。創業100年を迎え、老舗企業としてブランディングにも成功し事業が隆盛を極めていたさなかに、それは起きた。しかも、連鎖するかのように続いて起きた。そして、組織の信用の失墜は、社員たちに自らのアイデンティティに危惧を感じさせることになっていく。

本書は、そんな組織と社員たちがアイデンティティを復活させようとして歩んできた実践の記録である。そして、ただの記録ではなく、どこの企業でもこうすれば使えるというヒントになっている。企業理念や考え方の浸透、成長し続ける組織になるための一助になるはずである。

PHP研究所

ツムラの理念経営――〝全社員対話〟の継続で企業精神は浸透する　目次

第2章 持続的に人を育てる「社内機関」をつくる

第3章 「対話」で深めるツムラの理念浸透、その実践手法

第4章 個の力、組織の力を高めるための「コーチング」導入

第6章 目指すはワクワク、イキイキ、ニコニコの社会

理念浸透&コーチングの実践例

第1章

ツムラはなぜ「理念浸透」に力を入れるのか

ていた。

■会社のルーツと創業者の思い

ツムラの現社長・加藤照和は、２０１２（平成24）年の社長就任時から理念経営を志していた。

加藤がモットーとしていることがある。それは理念について語るとき、必ず創業者である津村重舎《じゅうしゃ》の信念や会社の歴史の話を絡めることである。

今回、いかにして理念浸透を実践してきたのか、社長としての姿勢を聞かせていただく際も、「この話をしないと、なぜ理念を大事にしようとしているかの真意を理解してもらうのは難しいと思うから」と、自分の予定を変更してインタビューの時間を延長してくれた。

加藤は言う。

「理念について話す前に、どうして創業者やわが社のルーツについて知っていただく必要があるのか。それは『我々の会社はなぜ存在しているのか』という根源的な問いに対して、創業者の思いほど熱く強力なエネルギーが込められているものはないと思うからです。ですから、外部の方に対しても社員に対しても同じなのですが、まずはそこをしっかりと共有させていただきたい、という思いがあります」

さらに加藤は、「理念とは抽象的なものであるから」としてこう続けた。

「理念とはたいていが抽象的です。それは長く普遍的なものの考え方にしていくためです。具体的、限定的な言葉だと、わかりやすいかもしれませんが、長い年月通用するものにはなりにくい。だから理念は抽象的になっているわけですね。

それだけに、解釈もいろいろできます。拡大解釈によって、本質をちょっと捻じ曲げた方向に進むことだって、やろうとすればできてしまいます。

だからこそ、つねに創業の精神に立ち返り、ルーツに立ち戻って真摯にそれを受けとめることが必要で、その上で、『こういう流れを汲んできた会社にいる我々は、いま何をやらなければいけないのか』と現実問題に置き換えて考えていかなくてはいけないと思っているのです。そのことをご理解いただきたいと思います」

「祖業」をきちんと知り、創業者の思い、考え方をリスペクトする姿勢の上に理念がある、そういう強い思いにあふれた言葉だった。

■「科学する」姿勢の始まり

「自然と健康を科学する」

これがツムラの経営理念である。

1988（昭和63）年、社名を「津村順天堂」から「ツムラ」へと変更した際に、コーポレートスローガンとして掲げられた。この言葉には、創業以来の価値観と企業姿勢が込められていた。

津村順天堂の創業は1893（明治26）年、いまから131年前になる。

創業者の津村重舎は、母の生家に古くから伝わる婦人病の家伝薬を世に広めたいと考え、「中将湯《ちゅうじょうとう》」と名づけて商品化。「中将湯本舗津村順天堂」として、日本橋に店を構えた。重舎23歳のときのことだ。この中将湯の由来には、歴史と土地柄に根ざした〝千年物語〟が伝わっているが、それについてはまたのちほど触れる。

重舎は、創業にあたっての思いをこう書き残している。

「中将湯は奈良朝時代の祖先より伝来の婦人薬にして、卓絶の偉功あり」
「世の斯病者《しびょうしゃ》を救済するは、社会公益の一端にもなりて、意義ある事業なり」

ゆかりある家伝の薬がたいへん効能あるものであること、病気で困っている人々を救うことは社会のためになる意義ある事業だ、と使命感を抱いていたことがわかる。

この背景にある当時の医薬情勢を押さえておかねばならない。

西洋化こそが近代化の道と捉える明治政府は、脱亜入欧を目指し、医薬業においても西洋化を推し進めようとしていた。そして1874（明治7）年、西洋医学を学んで試験に合格した者でなければ医師として開業できないという法律を発布する。当時、西洋医は5000余、対して漢方医は2万以上、漢方医のほうが圧倒的に多かった。西洋医を増やしたいのであれば、免許は両方に出せばよかったのだが、伝統的な漢方医学を排斥しようとする方向に舵を切ったのである。

これに対して、漢方医らが中心となって「漢方医継続の署名請願書」を何度も政府に出すが、審議されることはなかった。ようやく１８９５（明治28）年に国会で審議の対象とされるのだが、その結果は僅差での否決だった。西洋医学にあらずんば医師にあらず、と国が宣言したのだ。津村順天堂が創業してわずか2年後のことであった。

こうして漢方医学は医制からはずされ、衰退の危機に瀕することになる。

しかし、医療を受ける側はどうであったか。西洋医学やその治療に用いられる洋薬は高価で、誰もが受けられる医療とは言いがたかった。国民の多くは、これまで同様、漢方医学や売薬に頼らざるを得なかった。

一方で、既存の薬業のあり方にも大鉈《おおなた》を振るいたい政府は、重税を課すなどして薬業者を締めつけ、さらには、売薬は医学として効果が証明されたものではないとして、日本薬局方を制定して医薬品の品質基準を厳しく定めるようになった。その背景には、巷に流布している売薬のなかには、実際に医学的効能が怪しいものも少なからずあったということである。

こうした時代状況のなかで、津村重舎は薬効の確かな漢方薬をつくり、広く世の中に届けることを考えるようになったのである。

津村重舎という人は、発想力に富んだアイデアマンだったと伝わっている。

中将湯の商品化にあたり、重舎は西洋医学（ドイツ医学）を学んだ産婦人科医・佐伯理一郎博士に協力を仰ぎ、処方を改良してもらった。また、著名な婦人科系の博士、教授たちに、中将湯の薬効を研究してもらっている。

そして、中将湯の新聞広告に、研究に関わった7人の医師たちの肩書きと名前を大きく載せ、これらの先生方が証明してくれた薬である、と打って出た。エビデンスの確立が重要であることをよく承知していたのである。

これが、ツムラの「自然と健康を科学する（漢方を科学する）」姿勢の始まりだった。

中将湯の新聞広告は、創業した1893年だけでも53回に上った。しかも広告には、中将湯を扱う販売店名、その主人の名前まで載せていた。医師によるお墨付きがある上に、どこの店に行けばすぐに買えるかもわかる。中将湯は信頼できる婦人薬として、瞬く間に世に知られるようになった。

「良薬は必ず売れる」

これが重舎のモットーだった。

良い薬は人や社会のお役に立ち、必ず売れる――この信念のもと、重舎は、中将湯の原料を精選し、調剤を厳密にし、品質管理に努めた。

関東大震災により本社が焼失したさなかの1923（大正12）年、欧米の製薬企業視察で薬理研究の重要性を痛感し、翌1924（大正13）年には、生薬の研究所（津村研究所）と薬草園（津村薬草園）を開設し、漢方・生薬研究の礎を築く。

■重舎のもう一つの顔

重舎は、津村順天堂の経営者として八面六臂《はちめんろっぴ》の活躍をしながら、もう一つの顔をもっていた。それは政治家、議員としての顔である。

1904（明治37）年に東京市会議員として市政に参画するようになり、日本橋区会議員と東京市会議員の職を4選、5選と続けて兼任するようになった。

地方政治家として何をやりたかったのかというと、教育の振興と普及であった。重舎自身は師範学校を卒業して実業界に入っていたが、社員教育に非常に熱心だった。実業補習学校を次々と設立している。

さらに1925（大正14）年には、貴族院議員になった。当時、多額納税者の100人から一人、東京府の場合は200人中から二人を互選する仕組みがあった。重舎はその200人中の二人のうちの一人として貴族院議員に選出されたのだ。地方政治家としてのそれまでの貢献が買われた面もあったであろうし、人望も厚かったのだと思われる。任期は7年で、1932（昭和7）年には再選された。しかし、その2期目の途中で問題が生じて辞任することになる。

それは1936（昭和11年）5月15日、広田弘毅《ひろたこうき》首相のもとに召集された国会でのことだった。2月に二・二六事件が起きて、まだ戒厳令下であった。

そこで質問に立った津村重舎は、軍部が政治介入を強めている状況に対して、国民を向いた政治をしていない、どんどん軍が都合のいいように政治を利用していく、このままだと軍は暴走する、陸軍の軍縮をすべきだ、というような趣旨の発言をした。

これが「軍を侮辱する発言だ」と取られて、貴族院議員で初めて懲罰委員会にかけられることになるのだ。

重舎は、自分の発言を間違ったものだとは思っていないので、撤回するつもりはない。ただ、貴族院議員で初めて懲罰委員会が開かれるような事態にしてしまったことは自分の責任であるから自分は辞職する、と言って懲罰委員会が開かれる前に自ら辞任した。

貴族院議員の研究会誌には「津村問題」として記録されている。当時、津村重舎の〝舌禍事件〟とも呼ばれたそうである。

実際、そこから軍がどんどん政治介入を強めて戦争へと突入し、最後は太平洋戦争になっていく。軍部の強権に対して真っ向から反論して、この流れを踏みとどまらせようとしたことは、政治家のあるべき姿勢としていまでは再評価されている。当時、軍部に対してこのようにはっきりとものを言った議員は3人しかおらず、貴族院では津村重舎のみだといわれている。実業家としての姿勢のみならず、政治家としても気骨ある人物であったことがわかるエピソードだ。

■受け継がれた志と信念

1941（昭和16）年4月、重舎が亡くなった。創業から48年、株式会社に改組してから5年後のことだった。

跡を継いで社長に就任したのは、長男・基太郎。大学卒業後に津村順天堂に入り、父が病で倒れてからは専務として社長代行も務めていた。

基太郎は社長就任にあたって「重舎」の名を襲名し、2代津村重舎を名乗った。漢方を復権させようという初代の志と信念は、2代重舎に引き継がれていく。

その信念を象徴する言葉が残されている。

「漢方は非科学的なのではなく、未科学的なのだ」

2代重舎は、漢方は非科学的なのではない、まだ科学的な証明がなされていないだけで、いずれ漢方は科学的に解明されるはずだ、と考えていた。

「漢方製剤の作用機序の科学的研究は、将来の医学と薬学における大きなテーマとして、人類の前にある」

「漢方の未知の世界が、人類の英知によって、ひとつひとつベールが開かれていけば、それは世界の医薬の革命ということになろう」

こうした思いを抱いていた2代重舎は、「漢方を科学する」ことにひときわ熱い情熱をもっていた。

だが、時代は戦争へと突き進んでいた。世の中は刻一刻と不穏さを増し、ついに日米開戦となり、産業活動も国家統制の枠に組み込まれていく。

社長である2代重舎自身、召集令状を受けて入隊を余儀なくされた。

本土爆撃が激しくなると、日本橋の本社は戦火で焼失、目黒にあった工場も一部焼失に遭った。

こうした辛苦の時代を乗り越え、終戦後、2代重舎は焼け野原の日本橋にプレハブの仮店舗を建てて津村順天堂の看板を掲げ、再出発を図る。

そして終戦から8年後には、近代的な自社ビル「中将湯ビル」を落成させた。

初代重舎は、関東大震災からの復興を図るなかで、漢方生薬の研究進展のために研究所と薬草園をつくった。だが、初代にはかなえられなかったことがあった。それが、漢方医学専門の診療所を設けて、漢方の処方によって病に悩む人々の手当をすることだった。それを2代重舎は実現させる。

1957（昭和32）年、2代重舎は中将湯ビルに漢方専門の診療所を開設する。この診療所では、漢方医学の重鎮である大塚敬節博士をはじめ名医の診療が受けられた。翌年には医療法人としての認可を受け、2代重舎は理事長となる。漢方の診療施設が法人認可されるのは初めてのことだった。

診療所の来診者が増えれば、臨床データが増える。データが増えれば、統計としての精度も上がる。漢方専門の診療所を開設したことは、「漢方を科学する」ためにも非常に効果的だった。

また、日本東洋医学会に事務所を提供するなどの支援を行い、漢方の復興と普及を目的とする「漢方友の会」を設立して、講演や講習会の開催、機関誌の発行、パンフレットの刊行など、「漢方の復権」につながりそうな取り組みを積極的に行っていったのである。

■漢方の復権

2代重舎のもと、研究開発の力を蓄えた津村順天堂は、医療用漢方製剤の開発に注力するようになっていく。

その成果が出たのは、1976（昭和51）年のことだった。ツムラの医療用漢方製剤33処方が、薬価基準に収載されたのである。

「薬価基準」とは、保険診療に使用できる薬剤名と、その取り扱い価格が記載されるもので、薬価基準に収載されるということは、保険診療における治療薬として認められたということ。すなわち、日本の医療制度で公式の薬剤として認められたということである。

実は、それ以前の1967（昭和42）年に漢方製剤は初めて保険適用薬として薬価基準に収載されている。だが、このとき認可されたのはわずか6品目だったため、漢方の専門家以外にはほとんど知られることがなかった。

しかし1976年（昭和51）には、42処方、60品目と、漢方製剤が大幅に薬価基準に収載されたのである。

1883（明治16）年に西洋医学を学んだ者でなければ医師免許を取得できないという規則によって漢方医学が医制からはずされてから93年、1895（明治28）年に国会で漢医継続の請願が否決されてから81年が経っていた。漢方医学の歴史において、潮目が大きく変わった瞬間だった。

その後、基準の改正、新処方の追加等で医療用漢方製剤の薬価収載はどんどん増えた。漢方は再評価され、日本東洋医学会は日本医学分科会に登録された。

さらに2001（平成13）年には、医学・薬学教育のカリキュラムに、漢方医学が採り入れられるようになる。大学の医学部・薬学部で漢方薬のことを教えるようになった。これにより正しい知識をもち、漢方薬を処方する医師がどんどん増えている。

こうして、漢方は日本の医学において復権を果たしつつある。

医療用漢方製剤として薬価収載できるようになったことは、津村順天堂という会社にとっても非常に大きな出来事だった。その後、追加で収載される品目もますます増え、医療用漢方製剤のトップメーカーとなった。

自社の売り上げでも、それまで売り上げの中心だった浴剤「バスクリン」などの家庭用品の売り上げを、漢方製剤の売り上げが抜いた。

株式公開、東証２部上場、そして東証１部昇格。トップ医薬メーカーという社会的信頼に財務の安定性が加わり、津村順天堂は押しも押されもせぬ一流企業となっていく。

■繁栄のかげで起きたこと

創業者が「創業の志」を燃えたぎらせて組織を率いているときは、間違いなくそれが求心力となる。代替わりしても、創業の志や信念を共有し、体現して指揮を執るリーダーがいれば、創業時の思いは引き継がれていく。津村順天堂にとって、「良い薬は（人や社会のお役に立ち）必ず売れる」「漢方を復権する」という信念は、強力な求心力をもっていた。

しかし、組織は人で構成され、人は入れ替わる。成長著しい会社であればあるほど、新しい人が次々と増えていく。

そして人の「心のありよう」は移ろうものだ。

１９７６（昭和51）年、ツムラの医療用漢方製剤が初めて薬価基準に収載されたその年、２代重舎が会長職に就き、長男の昭が３代目の社長に就任した。

バスクリン事業で非常に好調が続いていた会社をさらに飛躍させようとして、新社長の体制下、事業の多角化・国際化が進められる。自然派化粧品の販売事業、バスクリンをはじめとする家庭用品の輸出事業、米国化粧品メーカーの芳香剤部門の買収、さらには美術品やアンティーク家具の輸入販売、高級車の輸入販売と、事業を多角展開していった。

また、1986（昭和61）年、千代田区二番町に新本社ビルを建設し、創業以来の地・日本橋を離れた。

1988（昭和63）年にはCIを導入し、社名を津村順天堂から「株式会社ツムラ」に変更。創業以来親しまれていた中将姫マークも、新たなシンボルマークへと変えた。

当時の経営方針は、「漢方を原点とし」ながらも、「最先端の技術で豊かな暮らしをクリエイトする『総合健康産業』」を目指す、と謳っている。

こうしたやり方が裏目に出た。

1980年代後半から急速に進められた事業の多角化の結果は、1990年代に入って業績悪化として表面化する。1991（平成3）年度に初の連結赤字決算となって以降、3期連続の赤字、3年間で80億円近くの累積損失を計上する。

また、委託研究費名目の医療機関への支払いに関し、1992（平成4）年には厚生省（当時）から、1993（平成5）年には医療用医薬品製造販売業公正取引協議会から、重大処分を受けた。

この危機的状況から脱却するため、主力銀行団は経営トップの交代を求め、1995

（平成７）年、第一製薬（当時）の常務で、津村家の一族でもある風間八左衛門（初代重舎の孫にあたる）を４代目の社長として迎え入れることになった。

■さらに信頼とブランド価値を揺るがす出来事が……

風間体制下で、経営改革が始まった。

柱になったのは「有利子負債（借金）の圧縮」と「子会社整理」だった。設備投資の見直し、原材料等の棚卸資産の圧縮、事業所統廃合による経費削減、新規採用抑制や早期退職者の募集による人員の削減も行われた。

改革が始まって半年後の１９９６（平成８）年春、新たな打撃に見舞われた。漢方製剤の副作用による医療被害が報じられたのだ。

「小柴胡湯《しょうさいことう》」の服用により間質性肺炎が発症した症例があり、そのなかには死亡者もいることが発表された。厚生省（当時）は、どういう状況で副作用が起こり得るかを説明する緊急安全性情報を出したが、漢方薬には副作用がないと思い込んでいた人が多かったため、このニュースは人々に大きな衝撃を与えた。

漢方製剤の安全性に危惧を抱くようになった医師たちは、軒並み小柴胡湯の使用をやめるようになり、売り上げは激減した。小柴胡湯だけでなく漢方製剤全般の使用が頭打ちとなり、医療用漢方製剤のトップメーカーとして大きな影響を受けた。

よくないことはさらに続いた。

同年秋、子会社の巨額な不正債務保証が明らかになり、前社長が刑事責任を問われる事件が起きた。特別背任で逮捕されたのである。

これまで築き上げてきた社会的信頼が、そしてツムラのブランド価値が、根底から揺るがされる状況に陥った。重なる不祥事に、ツムラは倒産も危ぶまれるほどの窮地に追い込まれる。

現社長の加藤が入社したのは、1986（昭和61）年。会社の苦境をまざまざと体感していた。

「本業ではないところで子会社を次々とつくり、多角化を図っていった経営体制に対して、『それはちょっと違うんじゃないか』と思っていた人はいたと思います。しかし、組織として大きくなっても、結局、『津村家の会社』というところから抜け出せず、社長に率直に物申せるような組織体制にはなっていなかったのです。

多角化が失敗し、借金が膨らんでしまったとき、私は経理にいましたから、債務超過ぎりぎりのたいへんな状況に追い詰められていたころのことをよく覚えています。本当に不安に思っていました。

主力銀行団は、今後も支援を続けるかどうかの判断のなかで、『同族経営と決別しなければいけない』としながら、これまでの企業風土を活かせる経営者が必要だろうということで、第一製薬の常務で初代重舎の孫である風間さんを担ぎ出し、『彼を社長にするのでなければ、もう支援はしない』と通告してきたのです。そんな経緯があって風間が4代目社長に就任、その経営手腕がうまくはまって、再生することができました」

加藤は当時のことをそう語った。

■危機のときこそ、社員のやる気と誇りを支える指針が大切

風間体制下で、社内改革が行われた。子会社事業の全面的な見直しと清算・譲渡、本格的な人員削減、より厳しい経費削減――。無駄を削ぎ落としてスリム化し、体制を整え直して会社はなんとか存続していけることになったが、社会から失った信頼は挽回できない。復活のためにはどうしたらいいのか。

風間は、社長に就任した際に社員に向けて発したメッセージのなかで、こう言っている。

「社員一人ひとりの皆さんが、漢方薬メーカーのトップとして、また社会に多大な貢献をしているメーカーとして、自他ともに認め、胸を張って、仕事に邁進できる企業をつくり上げる」

結局、社員一人ひとりが、「何のためにこの会社で働いているのか？」という問いにはっきりと答えられるような指針を提示すること、そして誇りをもって働けるようにするこ

とこそが、原動力となる。

風間は、ツムラの事業の主体はあくまでも漢方であること、商売は正義を旨として「良い薬は売れる」の信念をもって行っていくこと、「自然と健康を科学する」努力を怠らないことを、方針として打ち出した。

初代重舎、2代重舎時代の考え方に原点回帰し、漢方の力を信じ、「漢方を科学する」姿勢で製造・販売をしてきた医療用漢方製剤のメーカーとして、世の中に貢献していく会社に立ち戻ろう、という方向性を鮮明にしたのだった。

風間と共に第一製薬（当時）から転身した芳井順一が中心となって、営業の立て直しも行われた。

医療用漢方製剤トップメーカーとしての独自性、専門性を活かし、医師へのアプローチ方法をこれまでとは変えた。漢方薬をよく使用する医師に営業をかけるのではなく、漢方に興味はあるけれど漢方のことをよく知らない医師たちに、「漢方医学をもっと知ってもらおう」「漢方への知識を深めてもらおう」というアプローチをするようになった。

「漢方医学と西洋医学の融合により世界で類のない最高の医療提供に貢献します」

これはツムラがいま掲げている企業使命だが、この苦しかったときに社員を支える指針として明文化されたものだという。

風間は「同族経営を自分で最後にする」と宣言、後継社長には芳井が就任した。医療用漢方製剤に特化する方向に舵を切り、財務状況を立て直した復活の立役者だったからであ

ツムラの歴代社長

初代 ▶▶▶	津村重舎（1936年*～1941年）
2代 ▶▶▶	2代津村重舎（1941年～1976年）
3代 ▶▶▶	津村昭（1976年～1995年）
4代 ▶▶▶	風間八左衛門（1995年～2004年）
5代 ▶▶▶	芳井順一（2004年～2012年）
6代 ▶▶▶	加藤照和（2012年～）

＊創業の1893年～1936年までは津村順天堂という個人商店。株式会社に改組して代表取締役社長となったのが1936年

る。

その芳井は「社長の定年を70歳から65歳に引き下げる」と公言し、自ら65歳を前にトップの座を降りた。そして2012（平成24）年6月、生え抜き社員である加藤照和が6代目の社長に就任する。当時48歳だった。

■経理の概念を変えた本との出会い

加藤照和は中央大学商学部経営学科の出身だ。卒論で、優良企業の研究事例として津村順天堂を取り上げた。このときに「いい会社だ」と思い、ここで働きたいと考えて就職活動をし、採用された。マーケティングに関心が強く、営業職を志望していたそうだ。

4月の入社前に研修が行われ、そこで配属が告げられた。加藤の配属先は経理部だった。実は、加藤は大学時代、簿記や会計に関心がもてず、途中で専攻を変えていた。ところが、配属になったのは皮肉なことに

経理部。これにはひどくがっかりしたという。

意気消沈して東京駅の八重洲の地下街を歩いていたとき、本屋さんがあった。なにげなく入って棚を見ていると、ふと「経理大学」という文字が目に飛び込んできた。手に取ってみると、正式タイトルは『「松下経理大学」の本』（樋野正二著　実業之日本社）というもので、裏表紙に松下幸之助さんの「ご一読をすすめる」という推薦の言葉があった。「経理をやらなきゃいけないなら、これを読んで勉強するか」と思ってこの本を購入した。

著者の樋野正二は、松下電器（現パナソニック）がまだ個人事業であった時代に入社し、〝松下幸之助の右腕〟といわれた高橋荒太郎とともに経理制度の確立に尽力、のちに副社長を務めた人物である。

経理とは単に会社の会計係ではない。「経営的にどうあるべきか」といういわば経営者と同じ視点をもって、企業経営全体の羅針盤の役割を果たすものでなくてはならない。こうした考え方のもと、松下幸之助は「経営経理」を唱え、経理のスペシャリストを育成した。樋野正二は、そんな幸之助の考え方を具現化して松下独自の経理制度をつくり上げる、まさに経理のスペシャリスト、その先駆者だった。

この本が、加藤の抱いていた「経理のイメージ」を大きく変えた。

「ひとことで言うと、経営の羅針盤になるものがしっかりしなければ経営はできない。経理は経営の勘所なんだ、ということが書かれていたのです。私が抱いていた経理とは、算盤《そろばん》はじいてひたすら数字を管理する仕事というイメージだったのですが、この本がその認識を覆してくれました。この言葉に触発され、前向きに経理の仕事と向き合おうという気持ちになることができたのです」

さらに加藤は言葉を継いだ。

「この本には、ほかにも重要なことがいろいろ書かれていました。『初めに経営基本方針ありき』とあって、松下さんが基本方針をものすごく重要視していることを知りました。松下さん関係の書籍で最初に読んだのがこの本だったのですが、書かれていることの一つひとつが本当に重要なエッセンスだと思うことばかりで、これをきっかけに松下さんの本を読むようになるのです。

管理会計という発想に触発され、ずっとそれが頭にあったので、経理部で係長をしていたときに、『管理会計課をつくるべきである。仕組みとして導入すべきだ』と社に提案しましたが、上司から『時期尚早だ』と言われて受け入れてもらえなかったこともありました。そうこうするうちに異動で部署が変わり、実現はかないませんでしたけど」

■津村重舎と松下幸之助に見出した共通点

同族経営で成長した会社が、混迷のときを迎え、外部から経営手腕のあるトップを迎えた。その後に、生え抜き社員のなかから初めて社長の地位に就いたのが加藤だ。身に負った重責は相当なものだっただろう。

その加藤の経営への思いの根幹にあったのは、松下幸之助の経営哲学であり、創業者・津村重舎の哲学だった。

加藤は、松下幸之助の思想・哲学に学びながら気づいたことがあると言う。

「見識を養い、経営の何たるかを学ぶ上で、私は松下幸之助さんのものの考え方にたいへん影響を受け、参考にさせていただいているところが多々あります。ただ、それ以上に人としての生き方や姿勢として見本にしている人物がいて、それは私どもの創業者である初代津村重舎なんです。いろいろ調べているうちに、私は幸之助さんと重舎には非常に共通点があることに気づきました。

まず、事業家であり、創業者であること。若い段階で志を抱き、その志が社会公益にあったこと。会社を社会の公器と捉えていたという点。そして、共に理念をはっきりと打ち出して経営の軸にしていること。

人を育てることに力を入れた点も似ています。重舎は会社を創業してわずか9年後には実業補習学校をつくっています。教育の大切さをわかっていたのです。

さらに、社内の人づくりだけでなく、国のなかでの人づくりを考えていた。幸之助さんは、未来の日本のリーダーを育成する松下政経塾をつくられた。一方、重舎は自分自身が政治家として活動しました。貴族院議員として〝舌禍事件〟を起こしましたが、それも国の未来を憂い政治が間違った方向に進んでしまうのを正したいという思いが強かったからです。

このように、目指しているところ、考えているところが非常に近いのです。事業を精いっぱいやりながら、自社のことだけではなく、国の繁栄と平和、人々の幸せを広く見据えていた。『こんなに共通項があったんだ』と気づいたときには、背筋にビリビリッとくるような、しびれる感覚を味わいました。

私が社長に任命されたのは、48歳のときでした。若造もいいところで、当時の役員のなかでも一番年少の下っ端でしたから、自分が社長という重責を担うことには正直、大きな不安や戸惑いもありました。そんななかで心の支えになったのが、松下幸之助さんと津村重舎を尊敬し続け、経営の師と仰いでいけば間違いないのだ、という思いでした。

単純に松下幸之助さんの哲学や経営に対する姿勢を理念に落とし込むということだけではなくて、我々自身がもっている会社のルーツ、創業者の思い、考え方、生きざま、そういうものを理念のなかに落とし込んで昇華させていく。そうすれば、会社を正しい方向に導いていけるのではないか、と考えました。

私が勝手に私淑しているだけですが、二人の師から背中を押されたような気がして、この重責を背負う覚悟ができたのです」

■「理念」は進むべき道を示す北極星である

社長に就任したとき、加藤は3つのビジョンを掲げた。

①理念に基づく経営
②強固なコーポレート・ガバナンス体制
③新しい企業文化・企業風土の醸成

「理念に基づく経営」を第一に挙げた理由は明快です。社内改革で子会社事業の見直しをすることになったとき、私は関連事業部にいて子会社の清算プロジェクトに携わりました。たいへん痛みを伴う仕事でした。こういうことを二度と起こさないようにするには『正しい考え方』が必要だ、ということを強く感じました」

加藤には、風間・芳井体制を経て危機的状況を脱することができた会社を、これからも永続する組織へと完全再生させていきたいという思いがあった。

「長きにわたって会社を存続させていくためには、人は入れ替わっても、いつも正しく機能する組織をつくり上げることが必要です。人は時に間違えることがありますが、会社の理念とは、北極星のごとくいつも同じ位置にあり、正しい方向を指し示して導いてくれるものです。つねに理念に照らし合わせて、自分たちが進むべき道、やるべきこと、やらざるべきことを判断していくことが、二度と過ちを繰り返すことなく永続するために必要な経営哲学であると私は信じています。

縁あって私は現在、社長職に就いていますが、この立場で何をなすべきか。やはり『理念経営』を基盤として根づかせて次世代にバトンを渡していくのが自分の役割だと思っているのです」

理念浸透は、自社の経営危機を目の当たりに経験してきた加藤にとって宿願なのである。

2つ目のコーポレート・ガバナンスは、経営トップの不祥事に対する反省だ。

「ガバナンスには最初に手をつけました。取締役会の過半数を社外取締役にし、客観的な視点から経営判断ができる体制にしました。社長のクビもいつでも切れるようになっていますし、役員報酬についても指名・報酬諮問委員会を設け、委員長は社外の人にやっていただいています。きちんと自浄作用が働くような仕組みを整えました。もう創業者一族は誰もいませんし、完全なパブリックカンパニーになっています」

一方で、過去の出来事を風化させてはいけないという気持ちも強くあるという。

「過去の負の遺産は、だんだん伝わっていかなくなります。しかし、忘れてはいけないんです。『不祥事に時効なし』、会社が不祥事を起こしたという過去は消えることがありません。ですから、時おり立ち止まって振り返る機会をもつことが必要だと考えています。うちでは5年ごとに周年行事をやっているのですが、『正しく未来へ～不祥事に時効なし～』という映像をつくって、かつてこういうことがありました、と伝えています。とくに若い世代を中心に観てもらっています」

3つ目の企業文化・企業風土の醸成。加藤は社長就任以前から、これから大切なのは「人づくり」ではないかと考えていた。

理念の浸透も大事、問題が起こらないような体制づくりも大事だ。けれども、働く人たちがイキイキと前向きな姿勢をもてなければ、会社は本当の意味でよくなっていかない。加藤は、トップダウンで物事が決まっていく体質、なかなか自由にもの言えぬ組織のあり方が気になっていた。

そこを変えていくためには、社内に人を育てる仕組みを構築することが必要だと考えていた。そして社長就任時の具体的な活動目標の一つとして、「社内教育人学をつくる」と掲げた。

これが、ツムラの人財育成における新たな革新の始まりだった。

第2章

持続的に
人を育てる
「社内機関」をつくる

■「もの言えぬ組織」を変えたい

風間体制、芳井体制のもと、コツコツと改革・改善に励んできたツムラは、2012（平成24）年ごろには「いい会社」としてたびたび名前が挙がるような会社に回復してきていた。2012年の第2回「日本でいちばん大切にしたい会社」大賞では、経済産業大臣賞を受賞した。『ニッポンを幸せにする会社』（鎌田實著　集英社）でも、経営改革の取り組みなどが取り上げられた。

こうしたなかで社長に就任した加藤照和には、気になっていることがあった。社員は皆まじめで、一生懸命やっている。ただ、物事がすべてトップダウンで決まる社内体質が強く、社員から自由闊達な声が出てきにくい。従順さがいい面もあるが、「言われたこと以外やらない人たちの集団になってしまうのは危険だ」と考えていたのだ。上からの指示・命令に従い、つねに言われたことだけをやっているような状態を続けていると、自発的にものを考えなくなり、個人としても組織としても成長が止まってしまいかねない。

「新しい企業文化・企業風土の醸成」が必要だと思って社長就任時のビジョンにも掲げたのは、もっと自由にものが言える組織、風通しのよい組織にしていきたい、と考えていたからだった。

加藤は「例えば」と言って、かつて社内で禁煙活動さえもなかなか進まなかった話をしてくれた。

役員時代、「我々は製薬企業ですから、不健康では説得力がありません。率先して禁煙しましょう」と役員会で提案したのだそうだ。だが、役員のなかに喫煙者が多かったので、理解が得られなかった。そこで、段階的に少しずつ変えていくしかなかった。まずは会議中の喫煙をやめてもらうところから始めた。次は喫煙室をつくって、職場内では吸わないように推奨した。それも最初のうちは、昼休みは制限しないで就業時間中に限った。その次に喫煙室以外では終日禁煙にし、やがて社内全面禁煙にし、同時に禁煙プログラムの紹介をした。手間と時間をかけて禁煙を進めた経緯があったそうだ。

一事が万事この調子で、何か新しいことを導入しようにも、上層部がブレーキをかけてことが進まない場合がよくあった。それは会社が危機に陥るという経験を経て、新しい取り組みへの慎重論が色濃くあったためでもあった。

役員のなかでまだ末席であった加藤の発言は、年長のお歴々の反対に遭い、なかなか通らなかったという。役員の加藤の提案ですらそうであったのだから、社員が何か提案しようとしても聞いてもらえなかったであろうことは想像に難くない。

加藤は、上層部が何かとブレーキをかけてしまうこうした社風を変えたいと考えていた。そして、正しい考え方に則りながら新しいことに果敢に挑む姿勢を育むには、やはり理念をしっかり浸透させなくてはならない、とも考えていた。

■原点となったアメリカ時代の経験

加藤には、アメリカで子会社を起ち上げた経験があった。

35歳のときにアメリカに渡り、38歳のときにマーケティングを行う米国法人の創設を命じられた。当時、ツムラは銀行から「赤字子会社をつくったら融資はしない」と言われていた時期であり、絶対に赤字にはできない、もしそうなったら責任を取って会社を辞めるしかない、という覚悟で臨んだ。

オフィスを借り、人を雇い、何もないゼロの状態からスタートして、売り上げを伸ばし、利益を出す仕組みをつくらなければいけなかった。当時のことを加藤はこう言う。

「ビジネスマンになって一番苦労したのはこのときです。同時に、ビジネスの面白さ、経営というものの面白さを味わったのもこのときです。人の力以外は何もないところから始めて、最初はバラバラだったメンバーたちが、この会社を軌道に乗せようという一つの目的のもと、ものすごい勢いで成長していく様子を目の当たりにしました。『人ってこんなに変わるんだ』と本当に驚きました。

人は、気づきを得て、スイッチを入れることができると、びっくりするほど成長していく。きちんと人を育てる仕組みをつくり、早い時期からそういう環境で伸ばしていったらもっとすばらしくなるんじゃないか、と思うようになりました。

松下幸之助さんが『松下電器はものをつくる前に人をつくる会社だ』とおっしゃったことはよく知られていますが、会社として人を育てていくことの大切さを私が実感として強く意識するようになったのは、アメリカ時代のこの経験が大きなきっかけです。

当時、ＧＥ（ゼネラル・エレクトリック）社のジャック・ウェルチさんの社内教育がとても有名で、私は彼に関する本を結構読んで影響を受けました。ジャック・ウェルチは、非常に多忙ななかでも人材の教育にあてる時間は惜しまなかったと知り、誰かに任せきるのではなく、経営者として自らの手で人を育てていく覚悟が必要なんだな、とも思うようになったのです」

こうした人財育成への思いが、10年後の社長就任のときに表れた。

「私が社長になって最初にやりたかったのは、組織的な『人づくり』の仕組みを確立することでした。就任したとき、10年後のあるべき姿としてビジョンの塊のなかに『〝人〟のツムラ』という文言を入れました。世界に例のない漢方ビジネスの担い手として『〝漢方〟といえばツムラ』と言っていただける会社にしていきたいのはもちろんですが、同時に『ツムラといえば〝人〟もほんとうにすばらしいよね』と言っていただけるような組織体を目指したい。そういう宣言でした。

そして、人財育成のための社内大学構想を打ち出しました。しかし、実際に『ツムラアカデミー』というかたちになるまでには5年ほど時間がかかりました。教育というのは、一旦始めたからにはやめてはいけない、ずっと続けなくてはいけないものだと思います。そのためには、準備に時間がかかるのもやむを得ないことでした。もちろん、その間ずっと立ち止まっていたわけではなく、態勢を固め、土台づくりを進めていたわけです」

加藤が社内人財育成の推進役として声をかけたのは、長く営業畑を歩いてきた村田亮市だった。加藤がコーポレート・コミュニケーション室長を務めていた時代に、当時、営業管理部長だった村田亮市と理念浸透について話したことがあったのを思い出したからである。

■まずは理念浸透から

村田は、ずっと営業畑を歩んできた。現場が好きだったし、業績を上げてきた自信もあった。しかし、マネジメントにはしばしば悩んだ。自分のやり方が部下たちに思うように通じない。思わず声を荒らげて叱ってしまうこともあったし、どんどん自分から動こうとしないのがもどかしく、イライラしてしまうこともあった。

どうすれば組織マネジメントがもっとうまくいくのか。アンテナを張って知識や情報を取り入れ、本を読んだりセミナーを受講してみたりしていた。

あるとき、旧知の経営コンサルタント・小宮一慶に、自分の感じているマネジメントの壁について相談してみた。

すると、小宮は穏やかな口調でこう言った。

「やっぱり人を動かすのは『理念』ですよ。仕事の大義や目的を、周りの皆さんたちと共有していますか？　『もっとこうやったほうがいい』などと、仕事の〝やり方〟に口を出していませんか？　『どうやるか』を一方的に押し付けるのではなくて、我々は『どうあるべきか』を伝え、共有することが大切です。

会社の経営理念や使命、ビジョンといったものは、『何のために存在する会社なのか』『どういうかたちで世の中に貢献していきたいか』ということを志高く表明しています。つまり、会社の方向性、〝あり方〟を示しており、誰もが納得できるようなものになっているのが普通です。

『どういう組織であろうとしているか』をしっかり共有して、『目的はこれだよね』『目指しているのはこういうことだね』と確認しながら、『それに対して、現状ではこういうことができていない。この課題をクリアするためには、何をしたらいいだろうか？』ということを話せるようになれば、きっと流れが変わります。

優れた経営者が理念浸透に力を入れるのは、そのことをよくわかっているからです」

小宮の言葉に、村田はハッとした。理念の大切さはよくわかっているつもりだったが、日常的なマネジメントのレベルで自分が理念を活かせていなかったことに気づいたのである。

小宮のその言葉に触発された村田は、あるとき会社の理念やビジョンの話をした上で、「何のために働いているのか」をみんなで話す機会を設けてみたところ、心もとなく感じていたメンバーたちが皆それぞれ「どうしたらもっと貢献できるだろうか」とまじめに考えていることがわかった。みんなもそれぞれ悩んでいたのだ。

「そうだったのか……気づかなかった。僕はいままで、頭ごなしに口うるさいことばかり言っていた。みんな全然考えていないと勝手に思い込んでいたからです。僕の一方的なやり方は間違っていました。これまでのことを詫びます」

村田は、部下たちに頭を下げた。

そして、これまでの自分の姿勢を変え、それぞれに「いま、何をなすべきだと思う?」「どうしたら成果が出せるようにできるかな?」と問いかけるようにしてみた。

すると、チームメンバーに自発性が出て、組織の流れが本当に変わったのである。

そこから理念浸透、チームビルディング、コーチング、1on1など、組織マネジメントや人財育成・組織開発に役立ちそうな分野の勉強を重ねるようになった。

社長の加藤がコーポレート・コミュニケーション室長を、村田が営業管理部長を務めていたときのこと、加藤から「投資家に向けて営業の話をしてくれないか」と頼まれたことがあった。村田はその場でも、まず自社の理念とビジョンの話から始めた。営業の実情の話の前に、ツムラはどういう会社を目指しているのか、というところから話し始めたのである。

加藤と村田との間に「理念浸透」に対して共鳴する思いが生まれるようになったのは、これが一つのきっかけだったと言える。

■若手からではなく、上層部から始める

２０１７（平成29）年４月、村田に秘書室長の辞令が出た。医薬営業本部長まで務めた営業一筋の人間が秘書室長になるのは、業界ではかなり珍しい人事だった。

このとき、加藤は村田にこう告げている。

「理念浸透を秘書室の業務分掌に入れるので、ぜひ村田さんに進めてほしい。創業１２５周年をきっかけに、我々が受け継いできた価値観が将来に脈々とつながっていくような仕組みをスタートさせたいと考えているんです」

翌２０１８（平成30）年はツムラにとって創業１２５周年の節目にあたり、周年記念プロジェクトが計画されていた。自社の歴史や伝統、創業の理念に触れ直す活動は、周年記念プロジェクトと親和性が高い。全社的な求心力になるはずだ。

村田は、秘書室長と同時に「創業１２５周年プロジェクト委員長」という位置づけで、理念浸透のための仕組みづくりの推進役を担うことになった。

理念浸透というと、若い世代の理解を促進する目的でやろうとする企業がよくある。だ

が「まず上層部を巻き込んで流れをつくることこそが重要だ」という点で、社長の加藤と村田の考えは一致していた。

加藤は言う。

「なぜ真っ先に理念浸透を進めようとしたかといえば、何かとブレーキをかけがちな上層部でも、理念を浸透させることを反対しようとする人はいないと考えたからです。社員研修として新しくこういう教育を取り入れたいと提案しても、上層部の反対に遭ってなかなか導入しにくいところが、私が社長になってからもまだありました。しかし、理念浸透に反対する人はいません。しかも翌年の125周年記念プロジェクトの一環として始めるのは内容としてもふさわしいと考えました」

村田は言う。

「やはり、社長が力を入れて推し進めようとしていることが大きなパワーとなりましたね。

とはいえ難しいのは、キャリアが長く地位も上の人のなかには、『総論賛成・各論反対』の姿勢の方もいます。つまり、大筋の方針としては賛成してくれるものの、いざ具体的な話になると反対する。『やるのはいいけれど、自分はそんなものに参加する気はない』『理念なんてわかっている、いまさらそんなことに時間を割かれるのは煩わしい』と言う人もいるのです。

けれども、そういう上司が一人いると、たとえ若手の人たちの意識が変わっても、その部署の体質は根本的には変わっていきません。また、『業務に直接関係ないそんなことは、やりたい人だけがやっていればいい。うちの部署は業務優先だ』と考える上司がいれば、その部署の人たちは参加しにくくなってしまいます。

だからこそ、理念浸透の意義をきちんと理解してもらうためには、まず組織の上層部から実施することが大切なのです。そう考え、我々は理念浸透ミーティングの最初は、執行役員を対象にすることにしました」

■ツムラ「人づくり」の二つの柱

ツムラの理念浸透のキックオフは、「理念浸透オフサイトミーティング」という名称で2017（平成29）年8月、軽井沢の保養所で行われた。それを皮切りに、理事・部門長クラス、部所課長クラス、グループ会社へと展開されていった。どのようなやり方で進めたのか、理念浸透の実践活動については第3章で述べる。

その前に、加藤の考えていた社内大学構想の進捗の話をしておこう。

秘書室長の村田には、理念浸透を推進する役目と並行して、社内大学構想の実現に向けての準備という任務もあった。

2019（平成31）年1月、機構改革により「ツムラアカデミー・ツムラアカデミー室」が新設された。

目的は「ツムラグループの基本理念に基づいた経営を実践できる経営人財の養成および組織開発を行う」こと。新年度の始まる2019年4月から本格的なプログラムを開始することも決まった。

学長は社長の加藤である。企画・運営を担うアカデミー室長には、村田が任命された。

アカデミーの機能は大きく二つ掲げられた。

Ⅰ　理念浸透を基盤とし、基本基調に則した企業文化の醸成

・「目標の先にある理念（価値や目的）に焦点を合わせる」という考え方の定着
・理念に焦点を合わせた考え方に基づいた行動の習慣化
・理念浸透、コーチング、ビジネスマナー等のファシリテーターや講師ができる人財の育成

Ⅱ　基本理念に基づいた経営を実践できる人財の育成

・社内外講師による体系的な教育プログラムの編成
・取締役、執行役員、理事、理事候補の養成
・将来の経営者候補と認める者の養成

・経営人財の選解任・報酬・コミットメント・評価等の人財マネジメントサポート機能

「理念浸透を基盤とし、**基本基調に則した**企業文化の醸成」

「基本理念に基づいた経営を実践できる人財の育成」

この二つの柱のもと、ツムラグループ全体で理念の浸透活動を継続し、企業文化の醸成を図るとともに、理念に基づいた経営を実践できる人財を輩出し続けられる企業になっていこう、というものである。

具体的には、ツムラアカデミーでは次ページの図にあるようなプログラムを実践している。

社内人財養成機関・ツムラアカデミー実践プログラム体系図

ツムラアカデミー学長 加藤社長 CEO

階層＼機能	企業文化醸成	経営人財養成
〈仕組み〉	「ツムラ"対話"のセオリー」	「T-Next」
取締役		人間力養成セミナー（リベラルアーツ）／中国関連セミナー（取締役～一般職）
執行役員	理念浸透オフサイトミーティング／コーチ・ミーティング／基本・中級者コース 社内講師育成コース／チームビルディング／論語塾（執行役員～一般職）	
理事		理事報恩塾
部門長		経営人財養成講座①②（部門長～課長）／経営人財養成講座③（部門長～所長）
所長		
課長		
一般職		

全役職員
ツムラアカデミー・ニューズレター（学長レター）
講師レター（木鐸）、ツムラアカデミー室だより
社内講師だより、日本の伝統文化 ほか
▶ イントラネットにて全社にレター配信
ライブラリーにてバックナンバーを自由閲覧
年次報告書を発行

外部講師陣一覧

コーチング	**講師**	**白井一幸氏**（元野球日本代表「侍ジャパン」ヘッドコーチ 元北海道日本ハムファイターズコーチ）
	講師	**石川尚子氏**（株式会社ゆめかな代表取締役 国際コーチ連盟プロフェッショナル認定コーチ）
経営人財養成講座	**講師**	**小宮一慶氏**（小宮コンサルタンツＣＥＯ）
リベラルアーツ	**講師**	**月尾嘉男氏**（東京大学名誉教授）
中国関連セミナー	**講師**	**瀬口清之氏**（キヤノングローバル戦略研究所〈研究主幹〉）
論語塾	**講師**	**安岡定子氏**（安岡定子事務所代表）

■ツムラアカデミーの特徴

企業文化の醸成とともにツムラアカデミーの柱とされている「経営人財の養成」とはどういうものなのか。加藤社長はこう語る。

「いままでわが社には実務的な研修はありましたが、経営者を目指すためのコースというものがなかったのです。経営には経営特有のエッセンスが必要です。経営の勉強は実務の延長線上ではできません。ですから、経営者を目指すのであれば、早い時期からはっきりとした意識をもって準備をする必要がある、というのが私の考えです。

そこで、自分は経営者を目指したいのか、それとも専門職の匠になりたいのかを選択できるようにし、経営を目指したい人たちのために養成講座を設けることにしたのです。私自身が講師を務めることもありますし、外部から優れた講師を招いてお願いすることもあります。

人にはそれぞれ向き不向きがあります。経営の力をつけることが正解なわけではありません。会社には経営をやる人も、専門職として活躍する人も必要です。どちらに進んでもいい。仕事を通じて自分は何のプロになりたいのか、早くから意識づけして準備していくことで、個人の目標も明確になり、将来像もシャープになります。ひいてはそれが、働くことへの意欲や働きがいにもつながっていくと思うのです」

プログラムの体系を見ると、経営人財の養成のなかには人間力養成セミナーとしてリベラルアーツ、社会、自然、環境……と、経営以外のカリキュラムがある。ツムラアカデミーでは、専門的なスキル習得を目指すだけでなく、人としてのあり方、人間性の向上にも主眼を置いているという。

例えば、経営者になりたいといってＭＢＡ（経営学修士）を取得すれば、誰でもすぐに経営がうまくできるかといったら、そうではない。ビジネスは人と人との関係性によって成り立つものなので、そこには必ず人間性が出る。新しく取引を開始するにしても、一緒に合弁会社をつくるにしても、ビジネススキルを身につけているだけでは相手との信頼関係はできない。「あなたはどういう考え方をもち、何を目指して、どうしようとしているか？」ということろをきちんと示して話ができなければ、いい関係は築けない。

もちろん、リーダーとしても社員やステークホルダーの信頼を得られるようでなければ、人はついてこないし、組織の向上も望めない。

加藤は言う。

「経営者に必要なのは、経営のセンスやスキルだけではありません。個としての人間性を高めていくことがとても大切なことだと思うので、そこを磨いてほしい。そのため、人格形成に役立つようなプログラムを組んでいるのがうちの特徴です。

実は、これは経営人財の養成に限ったことではありません。私は社員の皆さんに日本の文化や伝統、日本人の精神の礎、自然や環境のことなど、幅広く知識の幅を広げてほしいと考えています。それぞれが人間性を磨くための一助にしてもらいたいからです。

例えば、漢方薬というのは生薬、自然の産物ですから、自然の風物との関わりも深いです。伝統的な「二十四節気」「七十二候」といった四季の変化についての知識が深まれば、漢方薬をつくる仕事をしている人も、売る仕事をしている人も、自社の製品への思いがさらに深まるでしょう。

『論語』講座をやっているのも、古くから人間の生き方の指針として多くの人々がお手本にしてきた古典を読むことで自己研鑽していってほしいからです」

つまりは、ツムラアカデミーで知識の幅を広げていくことで、より仕事を深く理解したり、楽しんでできるようになったりすることを考えているのだそうだ。

「人の成長なくして、組織の成長なし。組織の成長なくして、会社の成長なし」

加藤がつねづね大切にしている言葉である。

■「コーチング」導入、その理由とは？

2018（平成30）年春、ツムラアカデミー室に加藤から一つの提案があった。それは「コーチングを導入してはどうか」というものだった。

このときのことを振り返って、加藤はこう語った。

「背景として、時代の変化のなかで人を育てる手法が明らかに変わってきていることを感じていた、というのがあります。

私は学生時代、野球をやっていましたが、『練習中には水を飲むな』『うさぎ跳びでグラウンド何周』『連帯責任でケツバット』というような指導を受けてきた世代です。理不尽だと思いながらも、そういうことに対する耐性がありました。社会に出てからも、いままで言えばパワハラにあたるようなことがあっても、『これを乗り越えないと自分は成長できない』という気持ちで歯を食いしばって頑張ってきました。程度の差こそあれ、いまの40代以上は皆さん多様な環境で育ってきていることと思います。

だけど、いまの若い世代はそういう育ち方をしていません。社会の受けとめ方も、環境も、いまやまったく違います。甲子園で慶應義塾高校が優勝しましたね。あれなどもまさにそうした変化の一つの象徴だと思いますが、いまは辛いことに耐えて勝利を勝ち取るという精神ではなく、『エンジョイ・ベースボール』の精神で、自分たちで考えて、動いて、楽しみながら勝利を勝ち取る方向に時流が変わっています。

会社における人の育て方や、チームビルディングのやり方も変えていかなくてはいけません。若い世代は、『こうしろ』と強圧的に指導するようなやり方ではもはや育たない、伸びない。早く新たな態勢づくりをしておかないと、将来行き詰まるのは確実だ。ではどうしたらいいのか。

自分で考え、動ける人と組織をつくるには『コーチング』を導入するのがいいのではないかと考えたのです」

社内にコーチングを取り入れたい、誰か適任者はいないだろうかと探していたところ、加藤は北海道日本ハムファイターズでコーチをしていた白井一幸と知り合った。

現役選手引退後、北海道日本ハムの球団職員となり、ニューヨーク・ヤンキースでのコーチ留学を経て従来型の選手指導方法を一新した白井は、コーチングを取り入れた指導で若手を育て、実績を上げていた。聞くと、ちょうどビジネスにおけるコーチングも勉強して企業向けにもやるようになったという。

白井と話していて、加藤はまさに適任ではないかと感じ、「ぜひうちの会社でお願いしたい」と直接、白井に頼んだそうだ。

■価値観の合う相手と組む

加藤はさらにこう言った。

「チームビルディングとセットでやりたいと考えていたので、個々の選手を育てつつチームの力を高めるやり方がとてもいいと思ったのが決め手の一つです。

もう一つ、これは白井さんだけでなく、講師をお願いする外部の方すべてに言えることですが、直接お話しして、当社の価値観や理念、目指しているところをきちんと理解していただける方にご依頼する、というところを大事にしています。

これ、実はビジネスをやるときにも同じことが言えるのです。うちは中国で合弁会社をつくったりして一緒に事業を進めたりしているのですが、そのときの相手の条件として大事なのは『理念が一致している』ことなんです。私たちは漢方という伝統医学を通じて人々の健康に貢献したいと考えているのに、相手が『うちはこの事業で一番になりたいからお宅と組むんです』とか『ビジネスとして大事なのは、やっぱり金儲けできることでしょう』という考え方のところと組んだら、けっしてうまくいきません。目指しているものが同じ方向を向いていなければ、互いに幸せな結果に結びつかないのです。

社員の教育に携わっていただく人も同じで、私どもと『価値観が合う』『考え方に共鳴してもらえる』ことを前提としていないと、うまくいかないだろうと考えています。

私はよく『鍵と鍵穴が重ならないと一緒に何かやろうとしても難しい』という話をします。その鍵と鍵穴の重なり合いというのが、価値観であったり、会社の理念だったりするわけです。

相手と『合う』かどうかを知るには、対話が必要です。ですから、相手ときちんと対話のできる人を育てていく必要があるのです」

加藤のなかに、人づくりの明確なビジョンがあることがこの言葉からも伝わってきた。

第3章

「対話」で深める
ツムラの理念浸透、
その実践手法

■キーワードは「対話」

2017（平成29）年6月、社内に発信された理念浸透を推進するプロジェクト発足のメッセージにはこう記されている。

創業125周年を機に、これまでの伝統を振り返ることで原点回帰し、これからの未来に向けた革新につなげていくことが重要なプロセスになると考えています。だからこそ本プロジェクトでは、所属や役職に関係なく、心を開いて自由に話し合いをするという「対話」形式で進めていきます。

そして、ツムラグループの役職員全員が参画できるような活動を進めていくことで、『品格』ある「いい会社」を目指していきます。

（Tsumura No.252より）

注目すべきは「対話」というワードだ。「所属や役職に関係なく、心を開いて自由に話し合いをする」ともある。なぜ対話なのか。

実はこれも「原点回帰」の一環なのだという。

初代津村重舎が、こんな言葉を残しているのである。

「各其《おのおのそ》の営業の方針に至る迄、意見交換をなし、相助け、相補ひ、非を捨て是を採り、只管《ひたすら》、精神的に親睦益々深厚なり」

社員同士が忌憚なく仕事における互いの考えや思いを意見交換する。そして、方針が決まったら、意見の異なった者も立場の違う者も皆結束し、助け合い、補い合い、信頼し合う。是を是とし、非を非として、つねに正しい判断を下しながら進める。そうすることで互いの親睦がいっそう深くなっていく。――これが重舎の方針だった。

創業当初のその姿勢を、「対話する」ことで取り戻そうという提言なのだ。

理念浸透の推進役を担っていた村田は言う。

「社に残る資料のなかから創業者の言葉としてこれを見つけたとき、『これこそ我々がいま根づかせたいと思っていることじゃないか』という思いで、心が震えました。『対話』という言葉こそ出てきませんが、創業者は社風としてこういう自由に話し合いをしながら仕事を進めることを目指していた、そのことをあらためて打ち出していきたいと考えたのです」

社長の加藤はこう語っている。

「私は『和を以て貴しとなす』というのは日本の伝統的精神として大切にしていくべきものだと思っています。しかし、『和』とは安易に同調することではない、という思いもあります。

数年間アメリカにいたこともあって、私はイエス・ノーをはっきり言うほうです。文化や思想背景の異なる人たちの集まっているところでは、自分の意思をはっきり言わなければ伝わらないからです。けれども日本では、はっきり言わないことを美徳と考えている人がいまだに多いです。相手のことを気遣って、オブラートに二重三重に包んで遠回しにものを言うとか、軋轢が生じるのを避けるために、思っていることを言わずに相手に合わせてしまうとか。それが同調圧力になったり忖度を生んだりすることもあります。

大切なのは『和して同ぜず』の気持ちです。これは『論語』にある言葉です。『君子は和して同ぜず、小人は同じて和せず』、立派な人は協調はするが雷同はしない、器量の小さな人は雷同はするが協調はしない。他人の意見に引きずられて妥協することは、人と和衷協同することではない、と孔子は言っています。

安易に人に同調することが『和』ではなくて、しっかりと自分の意見を言い、徹底的に議論した上で生まれるのが真の『和』です。ですから、対話することをもっと大切にしないといけない。対話経験を積まなくてはいけない。みんなが『和して同ぜず』になっていかなければいけないのです」

「対話」を強調する背景には、こうした思いもあった。

■最初の理念浸透オフサイトミーティング

初めての理念浸透の集まりは、2017（平成29）年8月、「理念浸透オフサイトミーティング」という名称で、軽井沢の保養所で行われた。集合したのは執行役員の面々だった。

金曜日の夕方、軽井沢の保養所に集まり、お酒をまじえながらリラックスした雰囲気でキックオフ。このミーティングの目的や意味を共有し、対話のルールなどを説明。

最初に全員で取り組んだのは、レゴブロックを使ってのワークショップだった。３人一組のチームを組んで、協働して構造物を作ろうということで、まずはスカイツリーを作ってもらった。

その後、「最高の組織とはどんな組織だろう？」という問いを立て、それぞれチームで話し合い、それを言葉ではなくレゴで表現してもらった。

その作品を全員で見ながらまた対話し、最終的にどのチームの作ったものが一番すばらしいかをみんなで評価して順位づけした。その後は懇親会にて対話が続く。

翌日は、基本理念をまとめた「ツムラグループＤＮＡピラミッド」（詳細は後述）をベースに、それぞれの言葉のもつ意味を話し合い、概念として整理。その共通認識のもと、「執行役員の使命とは何か？」「伝統と革新の目指すところは何か？」「品格ある会社とはどういうものか？」といった問いを立てながら、対話を深めていった。

なぜオフサイトミーティングだったのだろうか、その意図を村田に訊いた。

「理念浸透は業務命令ではありません。自発的に個々の意識が変わっていくことを目指しています。ですから、業務を行うオンサイト（会社内）で研修として行うのではなく、オフサイトミーティングというかたちで誰もが気軽に参加できるような位置づけにしました。

『会社の描く理想像なんて、自分とは関係ないことだ』と思うのでなく、それぞれが理念の意味を『自分事化』できるようになってほしいわけです。『対話』を通じて理念の意味を共有し、目指したい組織について一人ひとりが自分の頭で考え、意見を言えるような場にしたいと考えたのです」

社内の集まりというと、とかく席次を意識しがちだ。「誰が上席だ」「自分はどこに座るのが正しいのか」ということになりやすい。だが、このミーティングでは地位や役職は関係なく、誰もが対等に話し合うようにしたい。

イメージしたのは、江戸時代の学びのスタイル「車座」だった。江戸時代、塾や学校で「会読」をするとき、みんなで車座になって読み、教え合っていた。上座も下座もない。そんな雰囲気を理想としていたという。

2017年度、理念浸透オフサイトミーティングは都合9回行われた。

当初は職制レベルで参加者を分けて行っていたが、創業125周年にあたる翌2018（平成30）年には、組織縦断型の理念浸透ワークショップを開催したり、記念イベントとして、中将姫ゆかりの奈良・青蓮寺《せいれんじ》を訪問する歴史体験ツアーを実施したりと広がりを見せていく。

■安心して「対話」できる環境を整える

近年、組織のなかでの「心理的安全性」という問題が注目されている。安心して自分の考えを発言できる状態かどうか。「こんなことを言ったら、バカにされるのではないか」「否定されたり、非難・叱責されたりするのではないか」という不安感があると、人は心おきなく自分の考えを出せないことが知られるようになった。

また、心理的安全性の確保されていない環境では、パフォーマンスも落ちることがわかってきている。人は怖れや不安があると萎縮して、自由な発想や行動がとれなくなる。自分の考えや意見を押し殺して指示待ちになり、本来もっている力を十分に出すことができなくなる。

組織の誰もが安心してものが言えるようにするためには、心理的安全性の保たれた環境づくりをする必要がある。

理念浸透のための集まりを、職場を離れてのオフサイトミーティングとして実施することにした理由もそこにあった。

日常業務とは異なる環境で行う。できれば自然豊かな環境が望ましい。心身をリフレッシュでき、五感が刺激されて発想も豊かになる。そこで会社の保養施設や外部研修施設を利用することにした。

場所を移動してのオフサイトミーティングにすることで、業務の都合や急な連絡といったことから切り離すことができ、気を煩わされることがなくて済む。

村田は言う。

「私たちはこれを『時間を止めて考える』と言っていますが、つねに時間に追われている状況から離れ、精神的に余裕をもって目の前の課題に気持ちを集中させることができます。日常の業務から離れて、落ち着いた環境のなかで思索的な時間をもってほしい、という思いがありました。

金曜日の終業後に会場に集合し、その晩から翌土曜日の15時までの1泊2日。リラックスして臨んでほしいので、服装もカジュアルな恰好での参加を呼びかけました。

役職や立場の違いといった垣根を取り払うために、会場での座り位置もフラットになるよう、車座になって座るように意識しました」

5つの「対話のルール」

しかし、いかに立場的な垣根を取り払ったオフサイトミーティングだといっても、当事者たちの話し方や聞き方が対話のマナーに反していたのでは、安心して自由に話せる場ではなくなってしまう。

そこで、５つの項目からなる「対話のルール」を設定した。

①心を開いて自由に話す

「本音を言ったら否定されるかもしれない」「とりあえず、みんなの意見に同調しておいたほうが無難だろう」などと防御的に考えるのではなく、自分の感じていることをありのままに語る。

②最後まで聴く

ほかの人の意見に対して、言いたいことがあったり、わかりにくいところがあったりしても、相手をリスペクトして真意を汲み取る努力をし、最後までその人の話をきちんと「聴く」姿勢をもつ。

③否定しない

ほかの人の意見が自分の考えとは異なるものであっても、否定したり、拒絶したり、無視したりしない。どういう意見であっても「皆違って、皆いい」と肯定的に受けとめよう。

④自然体で率直に

業務や会議のように自分の地位や立場に基づいた視点で話すのではなく、この組織に属する一人の人間として、虚心に、率直に話す。

⑤守秘義務

その場で知り得た内容、「誰がどんなことを言っていた」という話や個人のプライバシーに関する情報などを、むやみに口外しない。

ミーティングでは、次々と相手を替えながら1対1で対話する「ミングル」、4、5名の小さなグループに分かれてのグループ・ディスカッション（オンラインでは「ブレイクアウトルーム」）、大人数で話し合う「全体ディスカッション」など、いろいろなかたちでアウトプットを重ねていくが、どんなときもつねに「対話のルール」に則って話すことを大前提とした。

■会社の目指す理念体系、その羅針盤「DNAピラミッド」

ツムラの経営理念は「自然と健康を科学する」だとすでに述べた。だが、理念として浸透させたい概念は、これ一つだけではない。社会の求める課題が高度化している昨今、企業の理念体系はどんどん複雑化している。「経営理念」「ビジョン」「ミッション」「バリュー」「パーパス」……さまざまな表現のかたちで洗練された言葉が並ぶようになった。

それだけに、それぞれの言葉にどんな意味があり、何のために掲げられているのかが混乱しやすくもなっている。

企業が理念を浸透させたいと考える背景には、複雑化している理念体系の一つひとつをかみくだいて理解し、それぞれの働き方、生き方に結びつくものにしてほしい、というねらいがある。

ツムラには、基本とする精神やものの考え方、方向性を体系化させた「ツムラグループＤＮＡピラミッド」というものがある。会社の目的や価値が一目でわかるかたちにまとめられている。

理念について語るとき、対話をするとき、ツムラでは必ずこの「ＤＮＡピラミッド」を見る。そもそもは加藤が社長に就任した２０１２年につくられた。理念経営を掲げるにあたり、ただ言葉を提示するだけではみんなの身体に染み込まないと考えて体系図にすることにしたのだ。

当初はもっとシンプルなものだった。会社として価値を置くものは何なのかということを考え整理するなかで、根幹となるものは変わらないが、「ＤＮＡピラミッド」は進化し続けている。どんどん強固なピラミッド構造になっているのである。

これを理解するのが、理念浸透の第一歩だ。

順天の精神

一人ひとりの、生きるに、活きる。

自然と健康を科学する

漢方医学と西洋医学の融合により
世界で類のない最高の医療提供に貢献します

自然と生きる力を、未来へ。

“Cho-WA”(調和)のとれた未来を実現する企業へ

PHC Personalized Health Care
一人ひとりにあった
ヘルスケア提案

PDS Pre-symptomatic Disease and Science
“未病”の科学化

PAD Potential-Abilities Development
潜在能力開発

「志・情熱、使命感」を持ち、「プロフェッショナル」として、
「自立」的に行動し、「利他」の心で判断できる人財となる

手本のないビジネスにおいて、自ら道を切り拓き、
誰からも信頼される人の集団かつ漢方薬的組織となる

基本基調　伝統と革新

TSUMURA GROUP DNA Pyramid（ツムラグループDNAピラミッド）

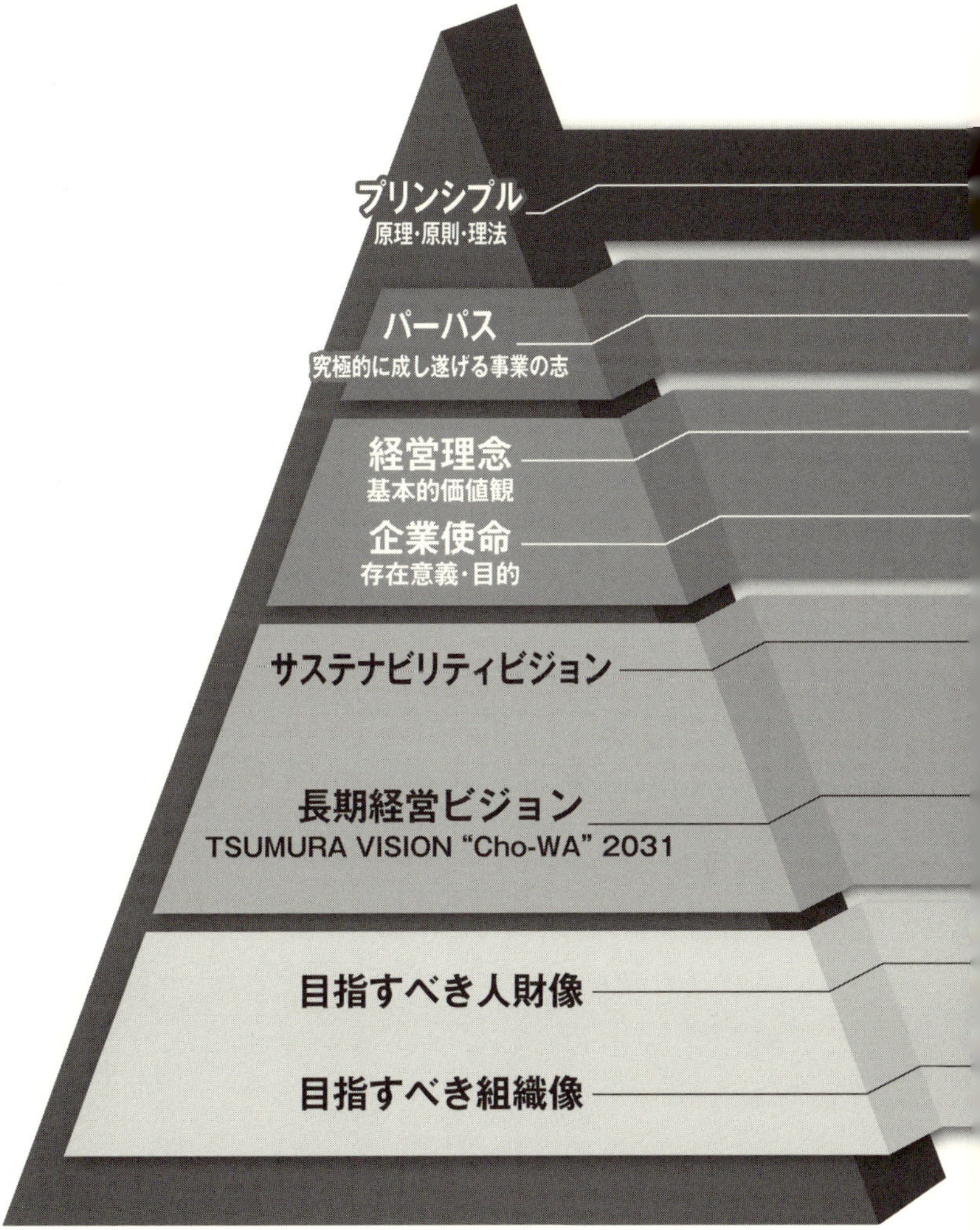
プリンシプル
原理・原則・理法
パーパス
究極的に成し遂げる事業の志
経営理念
基本的価値観
企業使命
存在意義・目的
サステナビリティビジョン
長期経営ビジョン
TSUMURA VISION “Cho-WA” 2031
目指すべき人財像
目指すべき組織像

■各々の言葉の意味を読み解く

ツムラの場合、「DNAピラミッド」に掲げられている各概念には、次のような意味が込められている。

□プリンシプル（原理・原則・理法）「順天の精神」

「ツムラグループDNAピラミッド」の最上位に位置づけられているのは「順天の精神」である。プリンシプルとは、事業を行う上での「原理・原則」のことだ。創業以来大切にしている精神、経営の原理原則として、ツムラは「順天＝天の道に順《したが》う」という言葉を掲げている。創業者の津村重舎がいかにこの精神を大切にしていたかは、創業時の社名が「中将湯本舗　津村順天堂」であったことからもよくわかる。

この「順天」とは、古くは中国の古典に見られる言葉だ。孟子の教えのなかの「順天者存　逆天者亡」（天の理法に順うものは栄え、逆らうものは滅びる）というもの。また、四書五経の一つ『易経』には、「順天応人」（天の意志に順い、人々の願いに応える）とある。

こうした思想の影響を受け、おそらく明治のころの日本には、「天の道に順う」＝「正しい行いをする」という意味合いがあったと考えられる。

「天の意志に順い、いかなるときも天に恥じない生き方をせよ」――これこそ初代重舎が最も大切にしていた精神であるとして、最上位概念とされている。

□パーパス(究極的に成し遂げる事業の志)「一人ひとりの、生きるに、活きる。」

パーパスは、近年、経営の柱となる概念としてよく使われるようになった表現である。「存在意義」や「目的」を指すことが多い。しかしツムラでは、「パーパス＝事業の志」としている。社長の加藤が「ぜひともパーパスを制定したい」と取締役会で訴えたことがきっかけとなり、2022(令和4)年に新たに制定された。

言葉は〝なまもの〟である。数百年、数千年の時を経ても古びない言葉もあれば、時代感覚にそぐわなくなっていく言葉もある。時代に即したかたちで、企業の使命を見つめ直した結果、創業の原点、いまという時代、そしてこれから50年先、100年先という未来をつなぐものとして生まれたのが「一人ひとりの、生きるに、活きる。」だった。「究極的に成し遂げようとする事業の志」として、「順天の精神」に次ぐ概念として位置づけられることになった。

創業者・津村重舎は、明治時代、医療へのアクセスが難しいなか、弱者であった女性に婦人薬「中将湯」で寄り添おうとした。家庭の中心である女性が健康であれば、家族も健やかになり、ひいては社会全体に活力がみなぎるようになるだろう。目指したのは「社会公益の一端となる意義ある事業」だった。

この創業の精神を引き継ぎ、お客様一人ひとりの人生のあらゆるステージに寄り添い、細やかにお役に立ちたい。そして多様な社会の創造に貢献し、一人ひとりが輝く未来を実現したい、という想いが込められている。

□**経営理念（基本的価値観）「自然と健康を科学する」**

「自然と健康を科学する」という言葉がどのような経緯で生まれてきたかは、すでに説明した。漢方医学が排斥の憂き目に遭うなかで、「良い薬は（人や社会のお役に立ち）必ず売れる」という思いで科学的な根拠を見出そうとした姿勢は、初代重舎、2代重舎の「信念」であり、ツムラがこれからもずっと共有すべき「基本的な価値観」とされている。

□**企業使命（存在意義・目的）「漢方医学と西洋医学の融合により世界で類のない最高の医療提供に貢献します」**

漢方医学は、日本で独自の発展を遂げてきた伝統的医術である。その漢方医学と、西洋医学とを効果的に融合させた医療が行われるようになれば、日本には世界に類のない医療体制が確立されるようになる。どんな医療機関、どんな診療科でも、漢方による治療が受けられるように貢献していきたい。医療用漢方製剤メーカーとして、ツムラは自社の使命をそこに置いている。

□**サステナビリティビジョン「自然と生きる力を、未来へ。」**

□長期経営ビジョン TSUMURA VISION〝Cho-WA〟2031「〝Cho-WA〟（調和）のとれた未来を実現する企業へ」

ビジョンとは、近い将来（当社では10年後）こうありたいという展望や理想像のこと。サステナビリティビジョンとは、企業として、地球環境や社会の「持続可能性」をどのように捉えているかというものだ。ツムラグループの事業は生薬の栽培から始まっており、自然環境と深い関わりがある。それだけに、「自然環境の変化や危機に対して敏感な企業」として持続可能な社会の実現に貢献したいという意思を示している。

また、長期経営ビジョンは「〝Cho-WA〟（調和）」をキーワードにした将来展望で、

・Personalized Health Care（PHC）（一人ひとりに合ったヘルスケア提案）
・Pre-symptomatic Disease and Science（PDS）（〝未病〟の科学化）
・Potential-Abilities Development（PAD）（潜在能力開発）

心と身体、個人と社会の〝Cho-WA〟（調和）のとれた未来の実現に向けて努力と工夫を続けていきたいという宣言である。〝WA〟が大文字であるのは、日本の伝統精神である「和」を強く意識しているからである。

□目指すべき人財像「志・情熱、使命感」を持ち、「プロフェッショナル」として、「自立」的に行動し、「利他」の心で判断できる人財となる

□目指すべき組織像「手本のないビジネスにおいて、自ら道を切り拓き、誰からも信頼さ

れる人の集団かつ漢方薬的組織となる」

□基本基調「伝統と革新」

行動原則。企業姿勢や企業風土、企業文化につながっていくもの。歴史に裏打ちされた揺るぎない「伝統」を大切に守り受け継いでいくとともに、「革新」を志すことを忘れない。「伝統とは革新の連続である」というツムラの理念体系全体に通底する姿勢と精神。

■「水を氷にし、また水にする」必要がある

「松下幸之助さんが語っているという体裁で書かれた本『経営秘伝〜ある経営者から聞いた言葉〜』（江口克彦著、ＰＨＰ研究所）の一節に『理念は水を氷にして、また水にして浸透させるんや』とありますが、これはまさに言い得て妙だと私は思っています」

と加藤は言う。

松下幸之助の「水と氷」とは、こういう話である。考え方や精神、人の思いとは「水」のようなもので、そのままの状態ではうまく人に手渡すことができない。しかし、凍らせて「氷」にすれば、一滴漏らさずほかの人に手渡すことができる。それが理念を「文章化する」「体系化する」ことである。けれども、文章化、体系化したものをただ見ただけではよくわからない。みんなに理解してもらうには、氷を融《と》かしてまた水にして、誰もが使えるようにする必要がある。それをやらないと、思いというものは伝承していかない。

創業者は経営理念の生みの親なので、何をどう話しても理念と直結したものとなる。だが、後継の経営者は違う。自分自身のなかから湧き上がったものではない。だからこそ、理念経営を実践しようとするなら、理念を徹底的に研究し、体系化させて、「水を氷にしたり、氷を水にしたりして」しっかりと伝えていく必要がある。

加藤は、この考え方にたいへん共鳴したのだそうだ。

「本当にその通りです。理念を言葉として知るだけではなく、明文化され氷になっているものの本質的な部分をきちんと押さえて理解し、自分のものとするのが『融かす』ことです。凍らせた言葉は生きた言葉ではないので、再び水にして、場合によっては温めてお湯にして、みんなの心に染みわたるものにしなくてはいけないわけです」

理念について対話することは、いわば氷を融かすこと、解凍作業なのである。

「ＤＮＡピラミッド」をつくったのも、理念の体系化が必要だと考えたからだ。では「体系化したものをつくりましたから、皆さんこれを見て頭に入れてください」と言えばそれで伝わるか。

それだけでは駄目で、「これは、こういうことを言っているんですよ」と柔らかく説明したり、「これ、どういう意味だと思いますか？」と問いかけて話し合ったりしてもらうことで、社員それぞれにとって使えるものにしてもらわなくてはいけないのだと加藤は言う。

「朝礼などで理念を唱和する会社もあるようですが、うちは理念を唱和することはしません。やっている組織もありますが、その組織のリーダーが効果的であると判断してやっていることで、強制しているものではありません。よく『口からスラスラ出てくるようにならないといけない』などといいますが、口からスラスラ出てきて終わりになってしまうリスクもあります。暗唱できることが本質ではなく、大事なのは理念で言っていることを個々が肚落ちさせて、そういう行動ができるか、というところなのです。

それには、理念とはこういうものだと理解した上で、それを〝自分事〟にできないといけない。つまり、自分たちの問題として「我々は何をやらなければいけないか」というところまで落とし込めないと、使えるものにはならないんです」

加藤の理念浸透への思いは本当に強い。そう言うと、笑いながらこう答えた。

「私はいつも機会を見つけては理念、理念と同じようなことを繰り返し話していますので、『また言ってるよ』と思われているでしょうけど、言い続けないとなかなか行動変容にまでつながりませんから。

私は自分の役割は、理念という教えを広める〝宣教師〟のようなものだと思っているんですよ。より多くの人に、より深く理解してもらいたい。それが会社にとっても、働くあなたにとっても繁栄と幸せにつながっていくんですよ、と知ってほしいから、しつこく伝え続けているのです」

■浸透のステップ

ツムラでは、理念浸透のレベルを3段階のステップとして捉え、創業125周年プロジェクトの期間中（2019年3月まで）に、全従業員がSTEP1の水準に達することを目指してスタートした。

〈STEP1〉一人ひとりが、なぜ理念が大切なのかに気づく
〈STEP2〉理念に基づき、ツムラらしさや行動規範が明確になっている
〈STEP3〉理念が個々の行動に反映されている、判断基準となっている

STEP1は、ツムラの歴史を振り返り、原点回帰し、創業精神に立ち返り、一人ひとりが拠りどころを明確にするレベル。理念の大切さを認識できている状態。

STEP2は、理念に基づき、ツムラグループとして、会社として、やるべきことを明確にするレベル。理念を理解し、それに基づいて自分はどういう行動をすればいいかを考えることができる状態。

STEP3は、理念が身につき、日々の行動が理念に基づいたものとなっているレベル。会社の理念と、自分の信念や生き方が連動できている状態。

対話に基づく理念の分かち合い、共有し合いを進めて、「組織基盤」の強化をねらいとしていたが、STEP3にまで到達するのはかなり難しい。

ツムラは、理念の浸透レベルを見える化する「理念浸透サーベイ」を2017年度から取り入れている。全役職員を対象に、30項目の質問に答えるアンケート調査を行い、理念の浸透度を、サーベイを委託している専門会社に分析・診断してもらっている。

2021（令和3）年の調査では、全社平均が「4・02」とかなりレベルが高い。また、アンケートのコメント内容から「理念と行動をつなげて捉え、理念を自分事化できるようになった人が増えている」とみられている。

村田は言う。

「理念浸透は、継続してやり続けることがとても大切です。一気には進まない。時間を要します。『うちは、社員全員を対象にして一通り研修をやったから、これで十分だろう』と考える人もいるでしょうが、それは違います。理解できたから実践できるかというと、そういうものではありません。当社のDNAピラミッドに掲げられている理念は、従業員ならみんな知っています。しかし、『知っている』ことと『それに基づいた行動ができる』こととは大違いです。

スポーツでも、技術的な知識をどんなにインプットし、上達のコツを知っていたところで、実際にそれをやれるかどうかというと、まったく別物ですよね。どんな人でも練習を積まなければできるようにはなりません。理念浸透も同じで、何度も繰り返し伝えることが必要ですし、実際に行動につながるようにするためには、練習を重ねることも必要です。

とにかく継続的に、コツコツとやり続けないと、『浸透』するものにはならないと思います」

理念浸透の推進役には、「情熱」と「根気」と「信念」が求められる。

■角度を変えて行動に落とし込む

理念に掲げられた「崇高な目的」と、現実の「課題」との狭間でギャップを感じることはないのだろうか。理念で言わんとしていることは理解できても、日常的に社員に課されているのは「いかに売り上げを伸ばすか」「利益を上げるか」ということである。みんな数字に悩まされているなか、それを理念と結びつけて考えるのはなかなか難しいのではないか。疑問を投げかけてみたところ、村田はこう答えてくれた。

「確かに、理念というのは簡単には到達できないような文言が掲げられていることがほとんどです。それは、理念の目指すところは基本的に最終ゴール、「目的」だからです。目的は遠くにあるものです。だからそこに到達するために、目標を立てて、一歩ずつ進んでいくわけですね。目的と目標は違う。目標は、目的にたどりつくための〝通過点〟です。

例えば「東大に入りたい」、これは一つの目標でしょう？　なぜ東大に入りたいのか、その先に何か目指すものがあって、それをかなえるためには東大に行くのが望ましいと考えるから目標にする。

会社も同じです。会社の目指している目的、ゴールは一見ものすごく高くて遠いもののように思えるかもしれませんが、働いている人それぞれの目標の先につながっているものなのです。そこに気づけるように説明することもあります。例えば、このフレームワークがそれです」

見せてくれたのは、「パーパスを掲げた理念経営のフレームワーク」だった。会社の戦略、目標、事業戦略などが、パーパスや理念、ビジョンとどう結びつくかが図化されている。

「DNAピラミッドを横にしただけじゃないかと思われるかもしれませんが、具体的な仕事の成果が出て、目標が達成できることと、会社のビジョンや事業の目的がどうつながっていくのかを〝氷を融かして水にした〟言葉で解説し、対話で問いかけていくと、身近な問題として気づくことが多いのです。角度が変わることで視点も広がるわけです。そういう意味では、目的と目標をうまく結びつけてあげるのが理念浸透だとも言えるのです」

あるいは、「7つの資本による価値創造の循環サイクル」というかたちで説明することもあるという。

「理念って何なんだろう？」と、異なる角度からもいろいろ突き詰めていくことで、理解

■パーパスを掲げた理念経営のフレームワーク

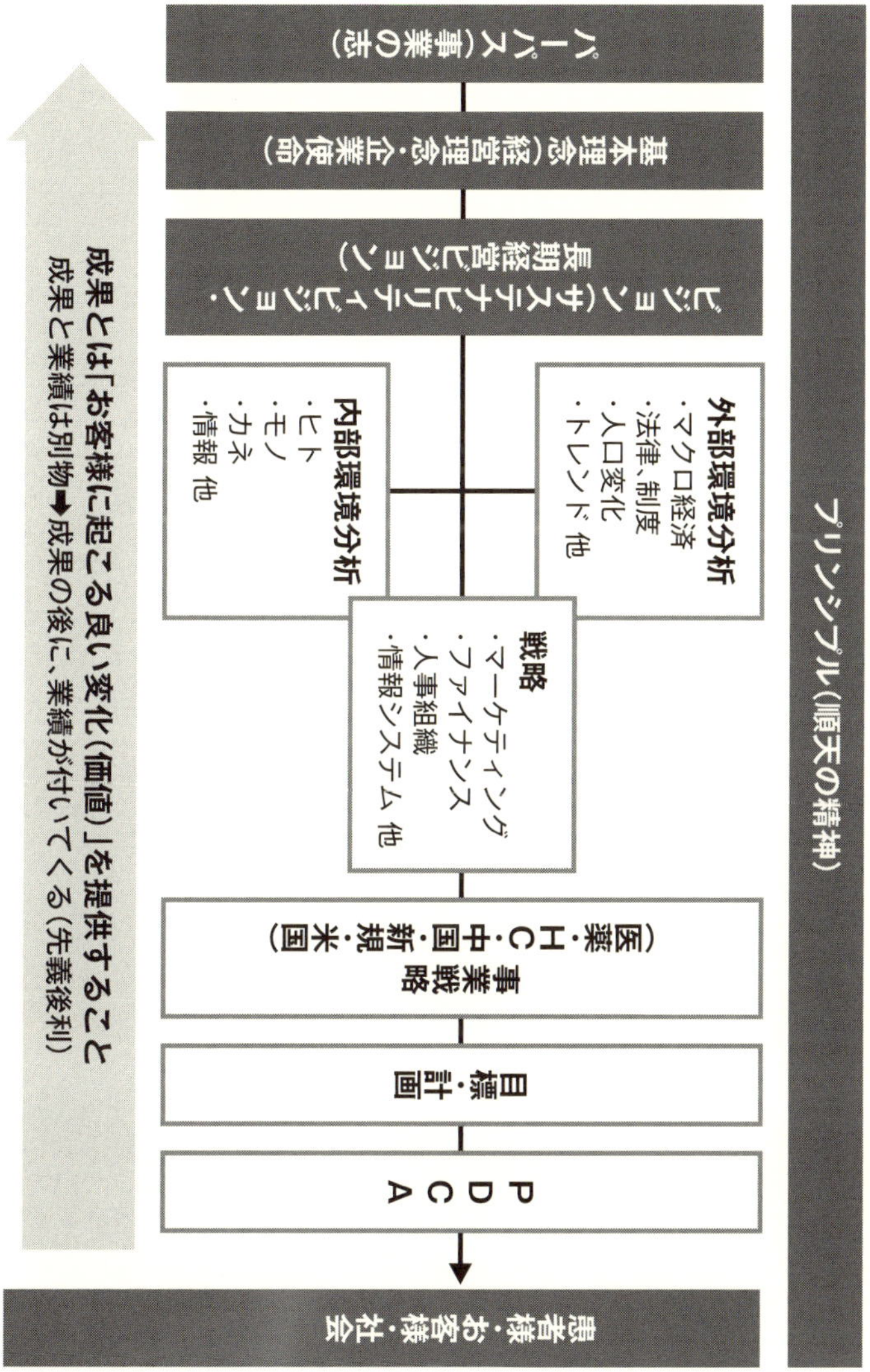

の深さも変わっていく。

「会社とは、〝人〟を幸せにし、〝社会〟を豊かにする事業活動」なのだというところに結びつけることができると、この会社で自分は何をすればいいのか」ということも自然と考えられるようになる。そもそも、どういう切り口で伝えることが理解しやすいか、その人に入っていきやすいかは人によって自ずと違う。さまざまなアプローチが重層的に工夫されていることにあらためて驚かされた。

■途中でやめてはいけない、「最低でも10年」

２０１７（平成29）年にスタートさせた理念浸透の進捗、その手応えはどうなのかと訊くと、加藤は言った。

「だいぶ社内の空気が変わってきている感じはありますね。実は、コロナ禍で人が集まることが制限されるようになって、Ｗｅｂを活用することになってむしろ進んだのです。これまでも会議はオンラインでやることがありましたから、講座もオンラインでできるということでやりはじめました。全国どこにいても誰でも講座を受けられるのだからということで、部門や職制の垣根を超えてやるようになったのです。

ブレイクアウトルームでグループに分かれると、「初めまして」みたいな人がいっぱいいるわけです。日ごろ接点のない部門の人と話す機会がもてることで、コミュニケーショ

７つの資本による価値創造の循環サイクル

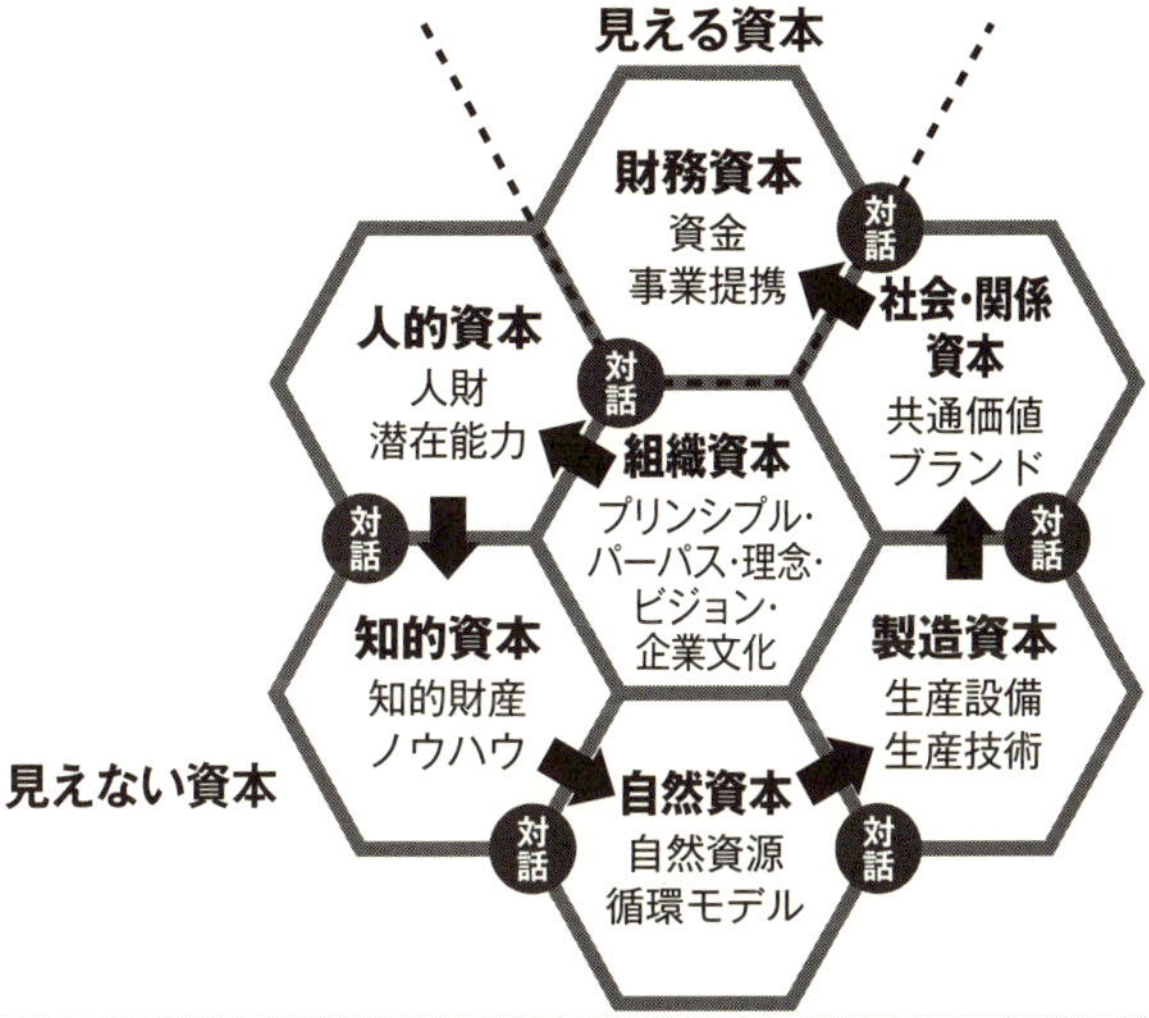

パーパスを掲げた理念経営、ビジョン経営が進められる。

↓

一人ひとりが**使命感**をもって仕事に取り組む。
その結果、**潜在能力**が最大限に引き出される。

↓

漢方・生薬事業に関わるさまざまな**知見が集積**される。

↓

自然環境について、どの企業よりも大切に考え、生薬の**品質は畑から**という持続的な仕組みが構築される。

↓

独自の生産技術・システムにより安全で安心な漢方製剤が**安定供給**される。

↓

代理店・医療機関を経て患者様に、ドラッグストア・薬局等でお客様に漢方製剤が届けられ、**社会に良い変化**が出ている。**（成果）**

↓

その結果として**業績**にあらわれる。

↓

得られた利益を、それぞれの資本に再配分する。

ンが広がり、新たな視野も開けるようです。これは予期せぬ展開でした」

その一コマが、本書の冒頭で紹介した２００人規模のＷｅｂ講座なのである。


加藤は言葉を続ける。

「ただ、企業としてのカルチャー、わが社の文化といえるものにしていくのは、そんなに簡単なことではないのはよくわかっています。定着させるには、最低でも10年は続けなくてはいけないと考えてスタートしています。ですから、まだうまくいっていると言うには時期尚早だと思っています。

ＤＮＡピラミッドも形式的にならないように肉づけして更新していますが、いま12年目でようやくこのレベルになったところです。ピラミッドは強固でなくてはいけません。まだまだですね。

そういう意味では、途中でやめることなく続けていき、3年後、5年後、さらにその先どうなっているか、そこがとても楽しみでもあります」

ツムラの理念浸透、人づくりの歩みは、いまもどんどん進化を続けている。創業者の信念「良薬」を現代の我々が再定義し、クオリティカルチャーの醸成も同時に進めている。

第4章

個の力、組織の力を高めるための「コーチング」導入

■「コーチング」の開始

ツムラの理念浸透の実践には、「コーチング」が大きく寄与している。コーチングを始めることになったのは、前述したように社長の加藤が「人財育成とチームビルディングのためにコーチングを導入しよう」と提言したことにある。

個々の潜在能力を引き出し、フルに力を発揮できるようにすることで、チームは最高の成果を上げられるようになる。そういう組織を目指すための教育活動として、加藤はコーチングが最適ではないかと考えた。

講師を探しているなかで、プロ野球界の指導に新風を吹き込んでいた白井一幸（元北海道日本ハムファイターズコーチ）と出会った加藤は、自ら指導を打診した。白井は企業向けマネジメント研修もやるようになっていたが、基本的には野球に軸足を置いていた。そのため、プロコーチとして実績があり、これまでにも一緒に組んだ経験のある石川尚子（株式会社ゆめかな代表取締役　国際コーチ連盟プロフェッショナル認定コーチ）と連携してやりたいと希望。二人でツムラのコーチングを担うこととなった。

白井と石川は、ツムラとの最初の打ち合わせのときのことをよく覚えているという。当時まだツムラアカデミーは機構としてできておらず、村田の名刺には「ツムラアカデミー準備室」とあった。

「コーチングを定着させるには何が必要ですか？」と村田から問われ、石川はこう答えた。

「定着を実現させている会社は、３つのことができています。『トップの理解』『継続』『内製化』です。

まず大事なのが『トップの理解』です。現場がコーチング研修を実践するために一生懸命やっていても、上層部がその効果や意味を理解しておらず、横槍を入れるようなことが少なくないのです。ですから現場でやろうとしていることを、トップが止めない、邪魔をしないということ。

二つ目が『継続』、定期的に続けて実施することです。コーチングは『一回研修をしたからそれでいい』というものではありません。学びを繰り返すことで身についていくものだからです。

三つ目が『内製化』です。外部から講師を招いて勉強するだけでなく、講師の立場になれる人を社内で育成する。これができると長く継続させていくことができます」

この提案に、村田は「わかりました。全部やります！」と即答した。たいていの企業は「検討します」と返してくる。これほどきっぱりと「やります」と返答があったことに、石川は情熱と強い意志を感じたそうだ。

そもそもコーチング導入に積極的だったのが社長であったことから、一つ目のトップの理解は最初からあった。温度差を感じる事態が発生しても、社長の後押しがあることが、実務担当者たちにとって大きな力になった。

定期的な継続については、白井と石川から「一度研修を受けたら、あまり時間を置かずにフォローアップする研修をやるといい。3回繰り返すと身につきやすい」とアドバイスされ、受講者は1年に3回研修を受ける仕組みが考えられた。

社内講師を育成する仕組みづくりも進められた。社内育成機関を設けてコンスタントに人財育成事業を推進していきたいという社長の思いと相通じるものがあったため、最初から前向きに検討されたのだ。

■スキルよりもマインドが大事

白井は、コーチングで最も大事なのは「心のあり方」だと語る。自身の体験から、それを強く確信したという。

「僕はコーチングを学んで、『このやり方で指導するぞ』という姿勢でやってきたわけではありません。『これまでの野球界の指導方法には限界があるな。どうやったら選手がもっと伸びるんだろう?』と思い、『うまくなる選手の特徴って何だろうか?』と考えてみたのです。すると、頭に浮かんでくるのは、言われたことをやっている人ではなくて、自分はどうなりたいかというゴールをイメージして、自ら考え、自ら取り組んでいる能動的主体的な人ばかりだ、と気づいたんです。

ところが、自分たちはああしろ、こうしろと押し付けるようなことをやっている。選手を受動的な姿勢にさせてしまっているのは、僕らに原因があるんじゃないか、という反省があったんです。『いま自分たちがやっているのは、真逆だな』と。だったら、『いまと逆のことをやってみたら、選手が自発的にやる気になるんじゃないか』と思ったんです。まず、結果がよくないときに怒ることをやめました。結果が悪いときは、選手自身だってショックを受けているわけですから、むしろ励まさなければいけないわけですよね。

主体的に考えるようにするには、どうすればいいか。質問を投げかけられれば、誰でも答えを考えますね。だから、『こうしろよ』と教えることをやめて、問いかけたらいいんだと気づいたんです。そういうやり方をしていたら、選手がどんどんのびのびやり出した。僕がコーチングを知ったのは、実はそのタイミングなんです。コーチングのことを書いた本を手に取ったら、自分たちがやっているのと同じようなことが書かれている。そこからコーチングの勉強をするようになりました。

ところが、それまではどうやったら選手がやる気になるのか自分たちで考えて自己流でやっていたのが、コーチングのスキルを学んだら、『いやいや、ここはこうしなければいけないかな』とスキルありきで考えるようになって、変にぎこちなくなってしまったんですよ（笑）。

そんななかで石川さんとお会いして話を聞いているうちに、スキルよりもマインドのほうが大事なんだとあらためて気づかされたんです。石川さんから『相手に成長してほしいという気持ちが強くあって、コミュニケーションをうまく取ろうという思いでやっていれば、スキルは自然とついてくるものです』と言われて、非常に腑に落ちたわけです。

コーチングで学ぶべきことは、スキルを身につけることではないのです。心のあり方こそが大事。僕はコーチングのプロコーチとして十分な経験を積んでいるとは言えませんが、こういう経験があるので、コーチングを学ぶにあたってどういうマインドが大事かということは、自信をもって伝えることができます。ですから、僕自身、日々学びながらやらせてもらっています」

白井といえば、2023(令和5)年のWBC(ワールド・ベースボール・クラシック)優勝で日本中を沸かせた日本代表「侍ジャパン」ヘッドコーチとしてもいまや有名な存在だ。そして彼は、ツムラのコーチング推進をずっと見守って支えてきた伴走者なのである。

■コロナが変えた流れ

コーチングがスタートしたのは2018(平成30)年6月だった。

当初は営業部門のみを対象としていた。それでも全国の支店をめぐると、年間44本くらい回数を重ねることになった。

白井、石川両講師と共にコーチング行脚をしていた村田は、始めてすぐに「これは全社的にやるべきだな」と感じたという。

「最初は対象をライン長と営業部門だけと考えていたのですが、やる気を引き出したりモチベーションを高めたりするのに非常に効果的で、コミュニケーション力をつけるのにも非常に有効だと感じました。これはライン長とか営業のみと限定するのではなく、全社的にみんなで取り組み、みんなが共有していくべきものではないかと思えてきたのです」

そして翌2019年度から、全社規模でコーチングの基本講座を行うことにした。白井、石川両講師は大忙しである。

そんなさなかに〝新型コロナウイルス騒動〟が巻き起こる。

2020（令和2）年春、日本は出社もできないような状況になった。通常業務もままならないなか、研修なんてとんでもないというのが世の中の趨勢だった。

村田は白井、石川両講師に電話で相談した。

「社内にはいろいろな声があるのですが、私はいまこそやるべきだと思うんです。いまはみんなパソコンがあり、在宅で仕事もできますし、会議もオンラインでできるようになっています。ですから、オンラインで続けたいと私は思っているのですが、いかがですか？コロナ禍でもやっていただくことは可能ですか？」

白井も石川もこれには驚いた。世の中のイベント、講演、研修などが軒並み中止になっていくなかで、「こういうときだからこそ続けたい」という相談をしてきたのはツムラ以外になかったからだ。どうしても継続させていきたいという熱意が伝わってきた。

「わかりました。ぜひやりましょう！」

「我々は、できない理由は考えません（笑）」

白井からも石川からも、明るい声で返事が返ってきた。

村田は言う。

「社内では反対の声もありましたが、講師のお二人が背中を押してくださったので、肚を据えて取り組むことができました。

コーチング講座にずっと立ち会っていて、我々のやっている対話による理念浸透は、コーチングとたいへん相性がよいことを強く感じ、二つを組み合わせることはできないだろうか、と考えていたんです。

2017（平成29）年から体系立ててやっている理念浸透も、その時点では部門長、ライン長レベルまでしかやれていませんでした。コーチングと合体させることで、一般職も対象にできる。理念浸透も全社的規模に拡大できるいい機会ではないかと思っていたんです。それがコーチングと理念浸透の研修を一緒にやるようになったきっかけです」

こうして、2020年度から、オンラインを活用して理念浸透とコーチングを合同で開催することになった。その名も「理念浸透オフサイトミーティング＆コーチ・ミーティング」というプログラムが誕生した。

■オンラインだから可能になったこと

オンライン講座も最初からスムーズにいったわけではない。講師と、事務を取り仕切るスタッフは、本社の会議室・外部研修施設から発信する。通信が途中で途切れてしまったり、音声が聞こえにくかったりということもいろいろ起きた。しかし、トラブルも「次はこうすればこういう問題は起きなくなるね」という改善点として捉えた。

それ以上に、メリットも多かった。全国を飛び回らなくてよくなり、講師たちの移動の負担が軽減された。会場の広さを考えて受講人数を調整する必要もない。１００人を超える人数で講座ができるようになった。

コロナで大荒れに荒れた２０２０年度、「理念浸透オフサイトミーティング&コーチ・ミーティング」は計17回、コーチング講座は計１１８回、すべてオンラインで実施された。

そのなかには、冒頭の場面のように２００人が集まるような「理念浸透オフサイトミーティング&コーチ・ミーティング」もあった。

夕張の工場勤務の人、九州地区で営業ＭＲ（医薬情報担当者）をやっている人、研究所で生薬の研究に取り組んでいる人、センターで生薬の品質管理をしている人、本社で経理をやっている人……部門に関係なくみんなが一緒に講座を受け、ブレイクアウトルームでは直接対話ができる。次のブレイクアウトになるとメンバーが替わって、また新たな人と顔を合わせ、みんなが語り合う。

石川は会議室の大型モニターにぎっしりと並ぶ受講者たちの顔を見ながら、感激して胸が熱くなったそうだ。

「漢方製剤を売っている人には売っている人の苦労があり、作っている人には作っている人の苦労があり、立場によって苦労していることは違います。しかし、それを共有し合える場ができたことで、対話の楽しさ、面白さを味わったり、会社のやっていることのすばらしさに気づいたり、仕事に対してのモチベーションが上がったりする。そういうことをそれぞれが実感していることがチャットのコメントにもあふれていて、オンラインでもこんなに盛り上がるんだ、こんなに一体感が生まれるんだと感激しましたね。みんな同じ方向を向いて、『ツムラ、ワンチームになってきたよね』という空気を感じました」

ツムラの理念浸透とコーチングは、コロナ禍に予想外の進展を見せたのだった。

■対話のベースができていた

白井は当時を振り返りながら言う。

「ツムラさんのオンライン講座がうまくいった背景には、いくつかの要件があると思います。その第一が、コーチングをやる前から設けられていた『対話のルール』です。これがコーチングと非常にマッチしていた。対話のルールに則っていると、コーチングの基本スキルである『傾聴』『承認』『質問』のできる話し方、聞き方になるわけですね。

二番目に、オンラインになる前から、理念浸透の講座を受けて対話のルールを覚えている人たち、またコーチングを学んで、傾聴や承認が当たり前にできるようになっていた人たちがいた。そういう人たちが話しやすい雰囲気づくりをしてくれたから、初めての人たちも自然に対話ができた。だから、オンラインでの講座もすごくうまく機能していったと思うんですよ」

「それは私も感じました」と石川も言う。

「先に学び続けてきた方たちがいて、その人たちが先導的な役割を果たしてくれたことが大きかったと思います。

オンラインでブレイクアウトルームに入り、あるテーマについて自分の意見を言うというのは、とてもハードなことです。しかも、無作為でグループ分けされ、ほとんど初対面の人と対話するわけです。緊張して話せなくなってしまってもおかしくない。そこを、一足先にコーチングを学んでいた方たちが、うまく話を振ったり、きちんと聞いて受けとめたりといったことをしてくれ、話しやすい雰囲気をつくってくれた。

そういう意味では、理念浸透にしても、コーチングにしても、理解を深めている人とまだよくわかっていない人が混じり合って一緒に講座を受けることが、いい相乗効果を生み出したと思います」

「あのコロナの状況のなか、『継続する』と決めて、やり方を工夫してプラスに転じることができたのも、それまでの積み重ねの賜物ですよ。そして、ツムラアカデミー室の皆さんの『できない理由は考えない』コーチング的なスタンスもよかったんだと思います」

白井が言うと、石川も言葉をつないだ。

「そうそう、我々は〝コーチング脳〟なので、未知のチャレンジを楽しませていただきました（笑）。できない理由は考えず、『どこに行きたいのか』、そのために『いま何ができるのか』だけを考える。やってみて、『修正が必要だったらしましょう』というスタンスでやりながら新しいプログラムをつくっていった感じです」

そこには、ツムラアカデミー室の面々と共にチームとして稼働してきたことで培われた絆が確実にあった。

■理念はエンジン、コーチングは潤滑油

「理念浸透オフサイトミーティング＆コーチ・ミーティング」は、ツムラアカデミー室のメンバーが「ＤＮＡピラミッド」を見ながら理念ストーリーを解説。昼食休憩を挟んで午後は、白井と石川がコーチングの基礎講義を行って理解を深めてもらい、その後、具体的な実践課題を設定して対話する、という流れだった。

理念浸透とコーチングを一緒にやるという試みをたいへんユニークで面白いと賛同した白井と石川だったが、当初は理念をコーチングにどうリンクさせていけばいいのか、初めての経験ゆえに戸惑うところもあった。だが、何度かやっているうちにコツが見えてきたという。

「例えば、理念浸透の時間に『ビジョンについて対話を深めることが大事ですよ』という話が出てきます。その後のコーチングの実践で『では、10年後のビジョンについて話し合ってみてください』というテーマでグループディスカッションをしてもらいます。そうすると、『自分はこう思う』ということを具体的に言語化する練習もできますし、ほかの人がどんな考えをもっているかを知ることもできます。

コーチングの実践をそうやって理念浸透の内容と関連づけてやるようにしたら、すごく内容の濃いプログラムになりました」

と石川は言う。

「そうですね、理念を〝自分事化〟しやすくなったように思います」と白井は言う。

「理念について、お互いが意見を発表し合える環境って、普通はなかなかないですよ。しかも、さまざまな立場、職制の人たちが考えていることを知ることができる。そういう環境のなかにいたら、自然と『自分はどうだろう？』『自分は何をしたらいいのかな？』と考える習慣がつきます。

組織のなかというのは、とかく〝勝ち負けのコミュニケーション〟になりやすい傾向があります。相手の言うことを認めたら自分の負けになる、みたいな意識がどこかにあって、相手に駄目出しをすることで、自分の正当性を主張する人が多いんです。けれども、コーチングが身についている人は傾聴、承認を大事にしますから、そういう戦闘モードのコミュニケーションをしません。相手の考えを尊重して、聞こうとする姿勢ができているから、話しやすいわけです。

人の意見を受け入れる姿勢をもつのが対話の大事なところで、自分が言ったことを否定されたり、無視されたりしない。心理的安全性が確保されたなかで意見を交わし合えるのはとてもすばらしい環境です。こんな会社で働けたら幸せですよね」

白井は言った。

ツムラでは「理念はエンジン、コーチングは潤滑油」という言葉がよく使われる。村田が意味を教えてくれた。

「『DNAピラミッド』の理念体系を理解できると、それぞれが『自分のやっている仕事は世の中のどんな役に立っているのか』とか『我々は何のために働いているのか』といった根源的な課題に対する意味づけができるようになります。なぜ働いているのかが明確になったら、内側からやる気が湧いてきますよね。ですから、『DNAピラミッド』は、人と組織を動かすエンジンのようなものです。

ではコーチングはなぜ潤滑油なのか。コーチングを身につけると、コミュニケーションがうまくいき、『関係の質』が良好になります。つまり、エンジンをより効率よく、上手に動かすための潤滑油の働きをしてくれるのがコーチングである、という位置づけです」

■「関係の質」を良くする

組織内の人間関係と成果との関係をあらわす「成功循環モデル」という理論がある。提唱者はマサチューセッツ工科大学のダニエル・キム教授だ。

組織の状況を「関係の質」「思考の質」「行動の質」「結果の質」という４つの要素とそのサイクルで示すものだ。

組織の成果を上げるには、そもそも「関係の質」を好転させることが必要だとされている。

①職場の人間関係、コミュニケーションといった「関係の質」が好転すると、
←
②考え方が前向きになり、目的意識が高まって「思考の質」が好転する。
←
③「思考の質」が向上すると、人は主体性、積極性といった「行動の質」も高まる。
←
④「行動の質」が上がれば、成果が上がる。すなわち「結果の質」が好転する。

⑤「結果の質」が良くなれば、職場の雰囲気も良くなり、「関係の質」も良くなる。
↓

こういう好循環ができていく。これは「グッドサイクル」と呼ばれている。

逆にいえば、「関係の質」が良くない職場では、心理的安全性が担保されておらず、不信感や不安が強い。そうすると、考え方も後ろ向きになりがちで「思考の質」が下がる。受け身的になり、言われたこと、指示されたことしかやらなくなってしまうので「行動の質」が下がり、自ずと「結果の質」も下がる。上司はイライラして怒り、部下は怯え、職場の関係性はさらに悪化する。つまり「バッドサイクル」になっていく。

「関係の質」→「思考の質」→「行動の質」→「結果の質」を好転させていくサイクルにするには、とにかく心理的安全性が保たれた環境づくりが必要だといわれている。

ツムラでは、このグッドサイクルを生み出すカギとなるのは「対話」であると位置づけている。そしてその対話を円滑にするために、コーチングを身につけ、コミュニケーション技法としてそれぞれが自分のものにしていってほしい、という考え方のもとに、育成事業を行っている。

加藤社長は「みんなが『和して同ぜず』の姿勢をもてるようになってほしい」と語っていた。

組織の成功循環モデル

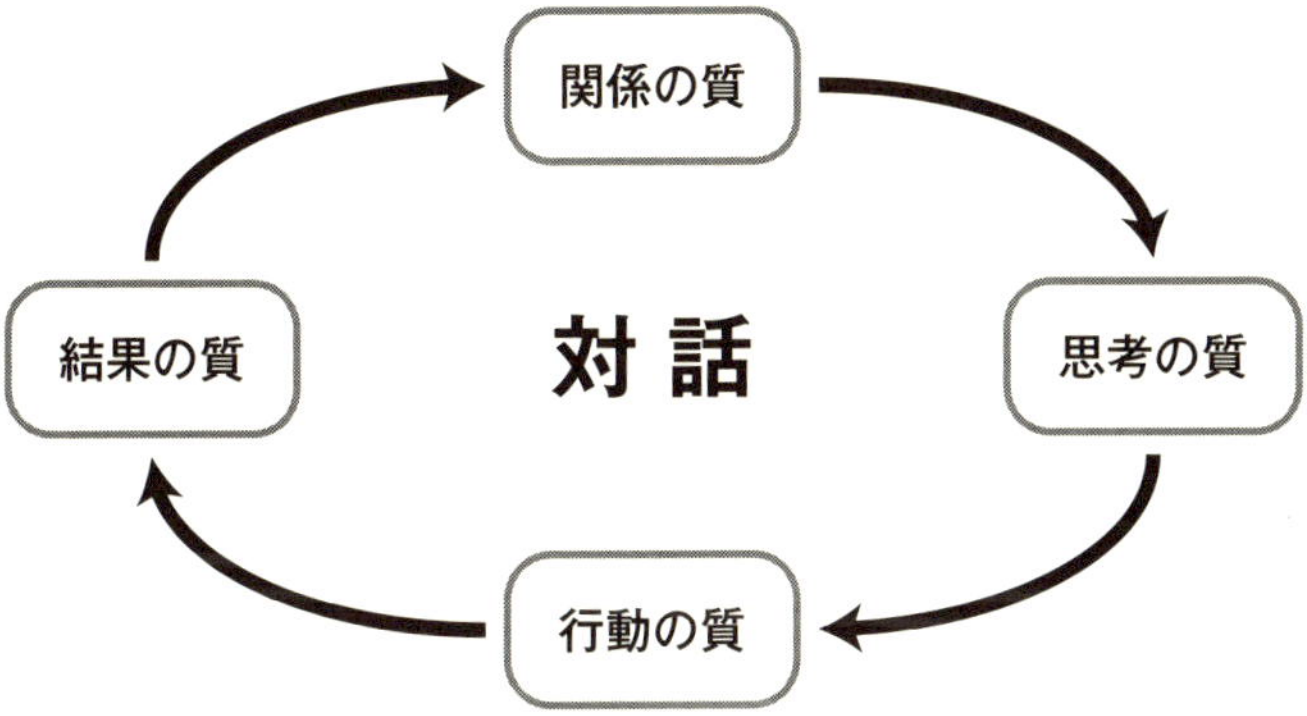

マサチューセッツ工科大学 ダニエル・キム教授 提唱

コーチング講座や「理念浸透オフサイトミーティング&コーチ・ミーティング」で「思いきって自分の意見を言ってみたら、周りが賛同してくれた」という経験をした人は、発言すること、自分から知恵を出すことを怖がらなくなる。

そうすると、積極性、自発性が出て、行動パターンも変わってくる。

自分の内側からどんどんやる気が出てきて、能力が発揮できるようになる。

成功のグッドサイクルに入ることができる。周囲から「承認される」「きちんと聞いてもらえる」ということは、人の行動に大きな影響を及ぼす。

自由にものが言える環境づくりは、ただコミュニケーションを良くするだけではない。人の潜在能力を引き出し、伸ばすために大切な土壌づくりといえる。そしてそれをしっかりとやり続けることで、チームは最高の成果を上げられるようになっていく。組織全体が伸びていくのだ。

村田はこう言っている。

「人財育成をコスト、経費と捉えると、削減すべき対象になりがちです。しかし社長の加藤はアカデミーを起ち上げる前から、『人財育成は経費ではなく、投資である』という考えです。設備投資が不可欠なのと同じように、人に投資することを大切にする、という考え方。社長が後押ししてくれているというのは、そういうことも含めてなのです」

育成コストをいかに減らすかを考えている会社には、耳の痛い話である。

■相手の力を引き出す対話ができているか？

コーチングで重視する「傾聴」「承認」「質問」という姿勢は、こちらのやり方や考え方を押し付けず、相手を尊重する姿勢としてとても大切だ。

□「傾聴」のコツ　相手の言うことをとにかく聴く、受けとめること

なるべく口を挟まないようにして、相手が言いたいことを最後まで「聴く」努力をする。対話するといっても、つねに答えを提示しなくてはいけないとは限らない。むしろ、多くの場合、相手の言うことをしっかりと聴いて、その人がどこで行き詰まっているのか、何で困っているのかを整理できれば、答えが自然と見えてくる。

□「承認」のコツ　相手の存在を認めること

コーチングで大事なのは、存在の承認だ。結果に関係なく、相手の存在そのものを肯定的に認め、言葉や行動で相手に伝える。否定しないためには、できていないことにフォーカスするのではなく、できていることにフォーカスすることで認めることができる。

□「質問」のコツ　気づきを生むこと

コーチングで行う質問は、こちらが何かを知るためではなく、相手が意識できていないことを「引き出す」ためのもの。相手自身のなかに気づきを生むことを目的としている。問いかけに答えようとして考えるうちに、自分はどうしたらいいのか、考えがまとまってくる。その答えを見つけ出すのがねらい。コーチングの質問の主語は「あなた」である。

コーチングでは、実践を通じて、こうした話し方、聞き方の練習を積む。

コーチングでよく言われるのが「答えは相手のなかにある」という言葉だ。本人自身が気づいていない潜在意識のなかにあるものを、うまく引き出すためのサポートをするのが、コーチの役割だ。

どういう人がいいコーチになれるのだろうか。白井はこんなふうに答えてくれた。

「コーチングには山のようにスキルがあります。でも、いいコーチになるかどうかは、スキルの問題ではありません。それよりは、相手を信じ、『この人の成長を支援したい』という気持ちをどれだけもっているかのほうが圧倒的に大事です。

『自分が教えてやろう』とか『変えてやろう』という姿勢の人は、自分が主体になっています。この俺が教えてやるのだから成長しないはずがないとか、俺ならこいつを変えられるという気持ちの強い人は、コーチングの習熟には時間がかかると思います。そのマインドを変えないといけない。主体を自分ではなく相手に置いて、その人のために何ができるかという視点をもてるように意識することです。相手が素直に気持ちよく話ができることが一番大切で、それによって安心でき、信頼できる関係ができたら、相手は心を開いて話をしてくるようになる。それをサポートして相手のなかにどんどん気づきを生んであげられる人が、いいコーチなのだと思います」

コーチングにおけるいいコーチとは、教える人ではない。支援者であり、伴走者のスタンスが求められるものなのだ。

■「1 on 1」にもコーチングが有効

近年、上司と部下の「1 on 1ミーティング」を実践している企業が増えている。1 on 1がうまくいくためには、やはりコーチングの要素が必要とされる。

1 on 1で大事なのもまた、こちらが何かを知るために行うのではなく、その人自身に「気づきを与える」ことが目的だからだ。

信頼関係の築けていない上司に、部下が本心を吐露することはあり得ない。

また、きちんと話を聞かず、自分の考えややり方を押し付けてくる上司と話して、悩みが解決することもあり得ない。

コーチングの素養のない上司から求められる１on１ほど、部下を憂鬱にさせるものはないだろう。

ツムラでは「理念浸透オフサイトミーティング＆コーチ・ミーティング」が進んだことで社内の空気が変わり、社員の姿勢が変わってきていると実感しているという。

アカデミー室企画グループ・グループ長の池田憲紀はこう言っている。

「１on１で本音を話しましょうといっても、やはり安心して対話のできる環境が醸成されていなければ難しいですよね。全社的にコーチングをやるようになって、対話するためにはまず『相手の話をしっかり聴く』ことだという認識が共有されるようになって、初めて自由に話せるようになるのだと思います。そういう意味では、わが社は対話のできる空気観がスタンダードになってきていると思います。

なぜコーチングをやるのか、１on１をやるのか、理念浸透が必要なのか、すべてに通じることですが、『自分で気づけるようになる』というところがとても大事です。ツムラアカデミーでやっているのは、『一人ひとりが自分の立ち位置を考えてみましょう』ということで、その気づきのきっかけを提供しているのです。

何のために働いているのか、誰かのお役に立てているのか、というのは会社から与えられるものではなくて、一人ひとりが自分で気づき、自覚していくべきことです。自分で気づけるようになるということが、自律的な姿勢が身についてきている証だと言えるのではないでしょうか」

「気づき→行動→成果」という流れだ。

誰かから言われたからやるのではなく、自分で気づいて、自分の意思で行動する。その意欲と自律性が、これまでとは異なる成果につながっていく。だから、一人ひとりの潜在能力、まだ開花していなかった能力が発揮されるようになるのである。

■社内講師が増えることの意味

ツムラでは、2019（平成31／令和元）年から「社内講師」の養成を進めてきた。社内講師とは、理念浸透とコーチングを学んで習熟し、社内でファシリテーターやコーチとしての役割を果たせる人たちのことだ。

長く継続し、規模も広がれば講座の回数も増える。そのすべてを外部講師に関わってもらうのでなく、社内にコーチの立場で動ける人を増やしていくのが目的である。教えてもらって、指導を受けることが当たり前になってしまうと、人は受動的になる。

わかった気がしているだけでは、自分たち自身で何かを変えていこうとするパッションは生まれない。

社内講師を養成する仕組みのなかで実践経験を積みながら、自分たち自身で講座ができるようにしていくことで、能動的な姿勢も養われるし、社内講師が増えることはモチベーションアップの契機となり、全体的なレベルの向上につながる。講師ができる人がどんどん増え、その人たちがさらにどんどん広めていくことができれば、社内の文化は内側から変わっていく。

例えば、基本のコーチ・ミーティングは3回行われる。1回目は基本講義と基本研修。コーチングの基礎知識とスキルへの理解を深め、具体的な実践課題を設定して対話する。しかし1回やっただけでは身につかないので、約3か月後、半年後に、実践事例をもち寄ってフォローアップを行う。当初はこのすべてに白井、石川両コーチに関わってもらっていたが、社内講師養成が進んだことでフォローは社内でやれるようになった。

希望者は、「社内講師養成コース」のカリキュラムを受ける。現在、社内講師の資格をもつ者は約60名いて、理念浸透やコーチングのファシリテーターをしている。

ゆくゆくは、どの部署にも必ず一人は社内講師がいるようにしていきたいのだそうだ。ただ講座で講師を務められる人を増やしたいだけではない。そこには、さらなる意図がある。

コーチングの文化が社内全体に浸透し、各組織、各職場にきちんとコーチングのできる人がいれば、何か問題が起きたときに組織単位、職場単位ですみやかに解決できるようになる。

また、近年はメンタルヘルスの問題も増えてきているが、身近に社内コーチがいて、早い段階で相談に乗ったり、気づいて対応したりできるようになれば、メンタルを病む人を未然に救うことができる。「未病」、まさに病気になる前に防ぐことができる、と考えているからだという。

■覚悟と情熱、粘り強さがカギとなる

ツムラアカデミー室の池田は、アカデミー室ができてからの社内の変化をこう語っている。

「私は2001（平成13）年に中途入社し、最初は人事部の配属になりました。当時も理念を大切にしているという社風はありましたが、わざわざ時間を取って理念に関してきちんと学ぶような機会はとくにありませんでした。人事部ですらそうだったので、おそらく他の部署でもなかったのではないかと思います。そこはすごく変わりましたね。

大事だとわかっていても、日々の業務に追われてスルーしてしまっていました。理念浸透オフサイトミーティングを始めたときに、『時間を止めて考える』場だという話があり、本当にそうだなと思いました。やっぱりきちんとそのための時間を設けてやらないと気がつかないことが多い。いま、私自身この部署にいてそこは強く感じています。

それと、企業文化を醸成していくということで言うと、仕組み化したことの効果を強く

感じています。それまでは、マネジメントする人のパーソナリティに依存していたと思うのです。理念の浸透にしても、『関係の質』の向上にしても、結局そこに対する意識が高い上司のいる部署は雰囲気が良かったり、人間関係が良かったりするけれど、その上司が代われば部署の雰囲気も変わるという感じだったと思うのですが、いまはそういうことはあまりなくなっています。ツムラアカデミーができてまだ6年目ですが、文化が醸成されていくというのはこういうことなのかなと思っています」

理念浸透を進めたい企業に対して何かアドバイスをするとしたら、と村田に訊いてみた。

「部下だけやればいいという雰囲気だと、根本的にうまくいきません。『自分は関係ない』と思っている人がいては隅々にまで浸透していかないのです。とくに役職上位者のほうにそういうスタンスの人がいると、ストッパーになってしまいます。だから、うちは役員から始めたのです。

『そんなもの、何の役に立つのか』と異議を唱える人はどこにも必ずいるものですが、意見調整して説得するというよりは、『任せてほしい』という信念をもって進める覚悟をもつことが大事でしょう。

実際にどのようにやったらいいかは、たぶん手探りでやってみるしかありません。そして、始めたからには簡単にやめないこと。一回やって終わりではなく、継続すること。どうしてこれをやることが大切かを、繰り返し伝えること。とにかく、粘り強く伝えていくことです。

土壌を耕し、整地しながら、種を蒔いていくイメージですね。エネルギーがいりますよ。でも、それを惜しんでは駄目です。

かのピーター・ドラッカーも『企業文化は戦略に勝る』と言っています。良い企業文化が醸成されることは、会社を健全な状態で長く続けていくために大事な条件です。企業文化は会社の生命線である――そのことに、どこまで気づけて、本気で取り組めるかという問題だと思いますね」

■やる気になればどんな組織でもできる

講師という立場からツムラの取り組みと深く関わってきた白井と石川の言葉でこの章を締めたい。

石川はこう語る。

「私は、コーチングの定着のためには『トップの理解』『継続』『内製化』が重要だと言いました。そしてツムラさんはこの3つの要件をすべて見事に実践されています。これを全部クリアできる企業さんは、あるようで実はなかなかないのです。続けることはできても、『内製化』まではなかなかできないとか、時間と費用の関係から『この部署だけを強化する』と、一部だけでやるといったかたちになることが多いです。ここまで徹底して、全社的にやっていただいているというのは、本当にすばらしいと思っています。

加藤社長は『10年がかりの大仕事』とおっしゃっていましたが、10年続いたときにどう進化しているか、とても楽しみです」

白井はこう語る。

「やはり組織のトップである社長が『文化を醸成する』と言い切ってスタートしているところが大きな強みでしょうね。組織が大きくなればなるほど、やはり温度差も生じますが、そうしたことを乗り越える大きな求心力になっていると思います。

コーチングは少人数のほうがメンバーを巻き込みやすく、大きい組織で全体に浸透させるのはなかなか難しいといわれます。しかし、巻き込んだとしても人数が少なければ、変えていくパワーが小さいのです。大きい組織がやると巻き込む人数が多いわけですから、勢いがつきます。すごい大きな渦となって変えていくことができます。

だから『大きい組織では難しいかな』とか、『人数が多いと温度差が生まれてうまくいかないよね』などと否定的に考えるのではなくて、『人数が多いほうが勢いがつくよね』とポジティブに考える。大きい組織には大きい組織のメリットがあるから、そこを活かすことを考えればいいんです。これがコーチング的マインドです。

我々は『ツムラさんがうまくいっているのは、いろいろな要件が揃ったからだ』という話をしましたが、そういうベースがないところはできないかというと、けっしてそうではなくて、そこが研修の力によって可能になるのです。

ですから、いろいろベースが整っていたからできたのではない、上場企業だったからうまくいったわけではない、本気でやろうとする強い気持ちがあれば、どんな組織でもできるんだと思っていただきたいです。そういう会社が増えると、日本は変わると思いますね」

このコーチングマインドが伝わっただろうか。

組織で育成活動を行うときにつねに忘れてはならないことがある。それは、目的と手段を取り違えないことである。コーチングを浸透させるために講座をするのではない、ということ。目的は、最高のチーム、最高の組織にしていくことにある。

そのようなチームとなるべく、コーチングによって「傾聴・承認・質問」による「対話」を増やし、「関係性の質」を醸成し、イキイキ働く人たち、イキイキ働ける環境をつくる。そうすることで、チームとして最高の成果を出せるようになる。

では「成果」とは何か。目先の数字ではない。成果とは、お客様、患者様、社会に良い変化を提供すること――。ツムラでは、そのゴールをつねに念頭に置いている。

ツムラ版"対話"のセオリーにおける「対話」プログラムの体系図

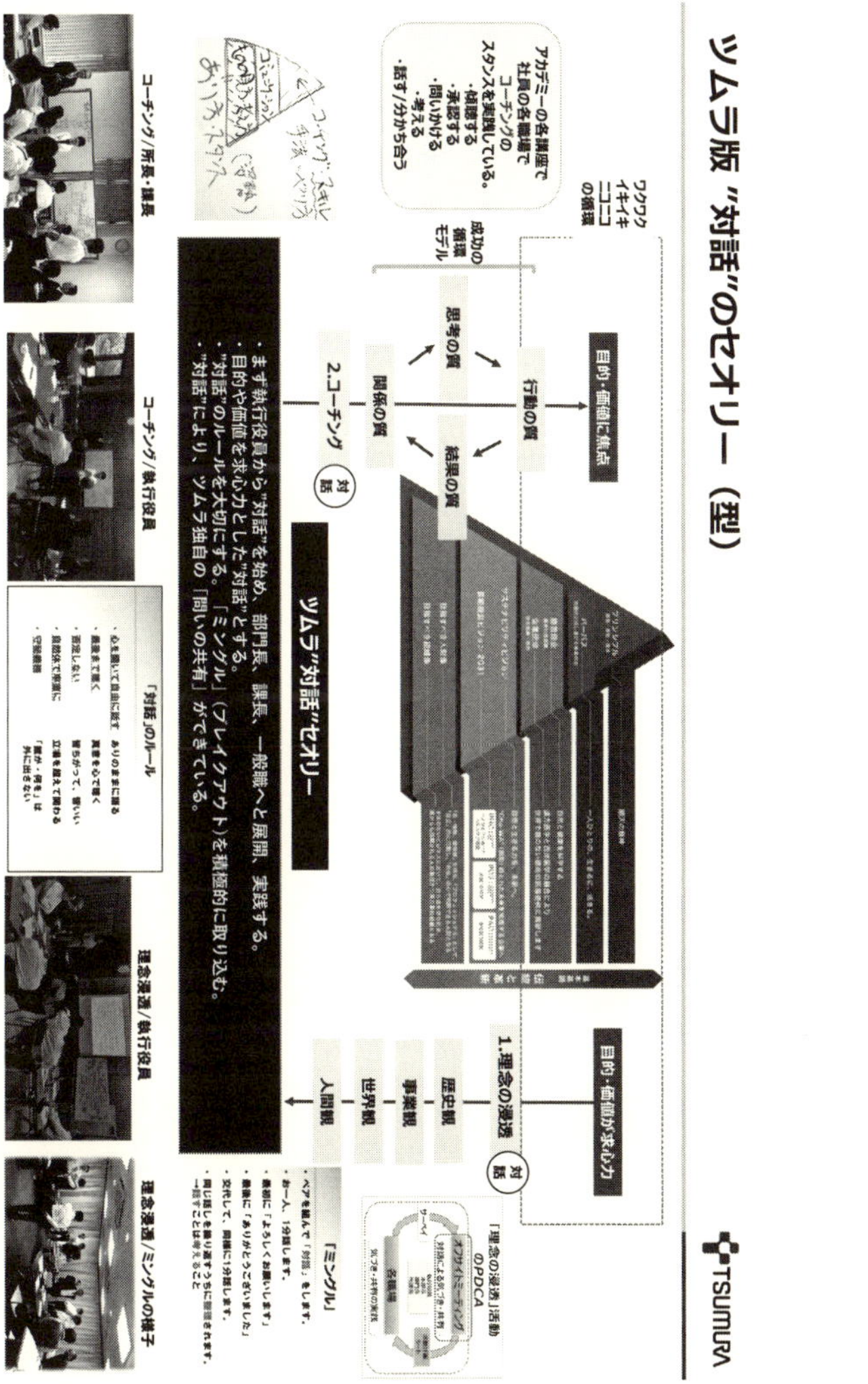

「人財養成8か条」

1　**自立・自律する（まずやってみよう）**

・俺がやらずに誰がやる
・自分が間違っていると思えば修正できる
・上司であっても間違っていると思えば自分の意見を提案できる
・やらなければならないという覚悟があれば反対があってもやり抜く

2　**自ら考える**

・次世代経営人財養成講座受講生は「社長として会社の10年後のあるべき姿を描き、社会をどう変えるか」を（1万字レポートで）自ら考える
・どうあるべきか自分のなかに答えを探しに行く（方向性）
・やるべきことを書いてみる、話してみる
・自分の言葉で語る

3　**他責でなく自責（自分事化）**

・すべて発信していることは自分に責任がある
・自己責任のほうが解決思考になる。また、精神的に楽である

・他者はいつ解決してくれるか、わからない
・人をコントロールすることは難しいので自分をコントロールする
・自責のスタンスをとっていると人間関係が良好になる

4　方向性（ゴール）を示して信じて任せる
・ゴールは絶対に下げてはいけない。最後まであきらめずにゴールを目指す
・ゴール（あり方）の方向性が合えば、やり方はやる人に任せる
・任せたほうが成功確率は高く、本人も成長する

5　社会（経営）の原理原則を知る
・社会には原理原則が流れていることを知る
・昔から変わらずに語り継がれていることにつながり、真理があることを知る
・社会の流れに自分を合わせる

6　あり方を重視する、やり方との違いを知る
・あり方（ものの見方・考え方）を追い求める（ゴール）
・やり方は、人それぞれ違うので信じて任せる

7　一人ひとりに対応する

・人を集合体で扱わない
・一人ひとり違うので一人ひとりの成長を願い、愛情を注ぐ
・誰よりも成功を信じ関わり続ける

8　対話する（目的・価値に焦点、1on1）

・理念浸透は目的・価値を求心力にする
・出た意見はみんなテーブルに載せる、その後ゴールを目指して対話する
・コーチング等は目的・価値に焦点をあて対話する
・潜在能力があることを前提に対話する1on1は必ず成長する

〔作成者　村田亮市〕

第5章

歴史に学ぶ

温故知新
——革新は伝統への深い理解から生まれる

■ツムラのルーツストーリー「中将姫物語」

第1章で「中将湯の由来には、歴史と土地柄に根ざした〝千年物語〟が伝わっているが、それについてはまたのちほど触れる」と書いた。その話をしよう。

「中将湯は奈良朝時代の祖先より伝来の婦人薬にして、卓絶の偉功あり」

こう語っていた創業者・津村重舎。重舎に創業を決意させた「中将湯」とは、いかなるものだったのか。

ツムラのルーツとして語り継がれている伝説の姫の物語がある。

時は、いまから1200年以上前、奈良時代に遡る。

その姫は藤原鎌足の玄孫《やしやご》として、藤原豊成《とよなり》公とその妻・紫の前の間に生まれ中将姫と名づけられた。747（天平19）年のことである。

ところが、5歳のときに母が亡くなってしまった。中将姫は後添えとしてやってきた継母に疎まれ、いじめられ、命までも奪われそうになる。

中将姫が14歳のとき、豊成公が諸国巡視の旅に出て不在の間に、継母は姫に汚名を着せ、家臣・松井嘉藤太《かとうた》に殺害するように命じた。だが、心優しい姫を殺すことを忍びなく思った嘉藤太は、人里離れた山奥の日張山《ひばりやま》に姫を匿《かくま》った。その際、庵を立て、姫の隠棲のお世話をしたのが藤村家だった。

中将姫はその後、父に見つけ出されて無事に屋敷に戻ることになったが、栄華な生活を望まず、父の許しを得て出家する。そして、當麻寺《たいまでら》で仏道修行する傍ら、薬草や薬方の知識を身につけ、人々に功徳を施した。

中将姫は、自分を救ってくれた松井嘉藤太を供養するために、765（天平宝字9）年、日張山に青蓮寺を建立、開祖となる。また、隠れ住んでいたときに世話をしてくれた藤村家に、婦人薬の処方を伝授した。藤村家ではこれを家伝薬として永く子孫に伝えてきたのである。

津村重舎の母・なかは、この藤村家の出身であった。藤村家では、求められればこの家伝薬を他家にも配っており、これが女性たちにたいへん評判のよい薬であることを、重舎は子ども時代からよく見聞きしていたのであった。これが、のちの中将湯である。

この「中将姫物語」は、創業当初からあった。そもそも「中将湯」という商品名が中将姫ゆかりの薬という意味である。商品パッケージはもとより、広告にもたおやかな姿の中将姫の画像が描かれていた。実に見事な戦略だったと言える。

というのは、中将姫は古くから日本人にたいへん人気のある伝説のヒロインだからである。さまざまな説話物語、能、浄瑠璃、歌舞伎などの題材となり、親しまれてきた存在だ。その伝説は派生して多岐にわたるが、基本的にはすべて「苦難と救済の物語」である。中将姫物語を知って、姫を嫌いになる人はいない。誰もが姫に共感する。

その姫が、恩ある家に伝授した処方薬。中将湯の背景として伝えられた中将姫ストーリーは、消費者を惹きつける効果として抜群であった。

津村重舎は、1200年前から人々を共感させたり救済したりするパワーをもっていた中将姫の力を借りた。中将姫に由来する薬は、世に送り出されたときから千年単位の強力な力に支えられていた、と言うことができる。

■重舎の故郷・宇陀は〝薬草の聖地〟だった

興味深いのは中将姫の物語だけではない。歴史的な視点をもつと、ツムラが漢方薬製造業を始めた背景には、「生薬」をめぐるさらなる〝つながり〟が見えてくる。

津村重舎の生まれは、奈良県宇陀《うだ》郡（現在の宇陀市）である。宇陀は古くから薬にゆかりある土地だ。その歴史は飛鳥時代にまで遡る。

『日本書紀』にこんな記述がある。

「夏五月の五日に、菟田野に薬猟す。鶏明時を取りて、藤原池の上に集ふ」

611（推古天皇19）年5月5日に「菟田野」で「薬猟《くすりがり》」が行われたという記録で、これは史料で確認できるわが国最初の薬猟の記録といわれている。

この菟田野とは「宇陀野（宇陀の大野）」のことで、現在の奈良県宇陀市大宇陀迫間《はさま》や中庄《なかのしょう》周辺の「阿騎野《あきの》」を指していると考えられている。

それは聖徳太子がまだ厩戸皇子と呼ばれていたころで、推古天皇が中国の宮廷行事に倣って獣猟をしたいと所望されたところ、聖徳太子が「獣猟は危険が伴うし、薬猟をされてはいかがか、そのほうが民に喜ばれるでしょう」と進言されたという。そして、いい場所があるということで、菟田野で薬猟が行われることになった。男たちは鹿をつかまえて薬効の高い角をとり、女たちは薬草を摘んだそうだ。

宇陀は、天皇家が見込むほど薬草に恵まれた土地だったのである。

以来、５月５日に宮廷行事として薬猟（薬狩り）を行うことが定着し、この日は「薬《くすり》日《び》」と呼ばれるようになる。いまは５月５日というと「子どもの日」になっているが、昔は「薬の日」だったのだ。

気候の変わり目は病気になりやすいということは、大昔からいわれていた。菖蒲《しょうぶ》や蓬《よもぎ》といった香りの強い薬草類（現在も生薬として知られている）は、疫病や邪気を祓《はら》うと考えられていた。そこで、薬日には、菖蒲の葉をつるして軒に飾ったり、湯に入れて浸かったり、菖蒲や蓬などを加工して飲んだり食したりするようになる。これが「菖蒲の節句（端午の節句）」の始まりだといわれている。

その一方で、時代が下って武士が台頭するようになると、薬草として用いられていた

「菖蒲」と「尚武」をかけて、男の子が勇ましく元気に育つようにという願いを込めて、邪気祓いのために菖蒲を飾ったり、やはり香りの強い笹の葉で包んだ粽《ちまき》を食べたりするようになっていく。これが男の子の健康を祈願する節句、すなわち現在の子どもの日の源流になっている。薬の日と子どもの日のつながりは、意外と知られていないようである。

■長い歴史に裏打ちされた生薬の強み

そもそも歴史的に奈良という土地は、薬との関連が深い。

大陸から、現代の漢方医学の基となる中国伝統医学が伝来するようになったのは5～6世紀からである。都である奈良には、中国をはじめとする外国からの物産品や情報がいろいろ集まってきていた。

もとは渡来文化であった仏教には「施薬《せやく》」という考え方がある。医薬術を用いて民を病から救済する、病の苦しみを取り除く。寺院にはそうした役割もあった。奈良時代には貧民救済も兼ねて寺院内に「施薬院」が設けられ、諸国から献上された薬草等を使って、病人の保護や治療、さらには貧民・孤児の救済が行われていたとされている。

それを物語るのが、東大寺正倉院に収められている薬だ。60種の薬が保管されているが、これらは単に献上されたものではなく、人々への施薬として使われていたらしい。薬物名を記した「種々薬帳」には、それぞれの薬の数量や質量などが列記され、民に分け与えて使うと、順次補充されるようになっていた。

寺院と薬の関係は深く、独自の処方薬を作っていたところもある。

例えば、胃腸薬として知られる「陀羅尼助《だらにすけ》」は、修験道の開祖として山伏たちに崇められている「役行者《えんのぎょうじゃ》」が創製した薬で、最古の和漢薬とされてきた。

奈良県葛城市の當麻寺（当麻寺）は役行者ゆかりの地で、この陀羅尼助の発祥の寺として知られ、いまも陀羅尼助を扱っている。

當麻寺といえば、中将姫由来の蓮糸曼荼羅（当麻曼荼羅）でも有名である。先ほどの「中将姫物語」のなかにも出てきたように、中将姫は出家してしばらくは當麻寺で仏道修行に励んだ。その傍ら、薬草の知識も身につけ、それを人助けに役立てるために世話になった藤村家に伝えたというのは、実に自然ななりゆきである。

中将姫が松井嘉藤太を供養するために建立した青蓮寺は、尼寺で檀家をもたない寺である。墓地もない。だが重舎は、青蓮寺のご住職に、自分の死後、分骨してこの地に墓をつくらせてほしいと頼んでいた。そこには中将姫由来の薬で功成り名を遂げたことへの深い感謝の思いがあった。同時に、創業者である自分の墓がここにあれば、社員はここに足を運ぶだろう、社の原点を社員が忘れないだろう、という読みもあったに違いない。

その願いはしっかりと引き継がれ、ツムラの社員は周年行事や研修旅行といった機会にこの寺を訪れると聞く。なかには家族と共にやってくる人もいるらしい。青蓮寺を詣で、この界隈の重舎や薬業ゆかりの地をめぐることで、会社の歴史に対する認識を深めることに役立っているのだ。

當麻寺中之坊を訪れると、陀羅尼助を販売している脇に、中将湯が並んでいる。10年ほど前、奈良のイベントで當麻寺中之坊と縁ができたことから販売してもらうようになったという。いまではこの地区での一つの店舗の中将湯の売れ行きとしては一番よいそうだ。大和・奈良の薬をめぐる千年物語はいまも確かに続いている。

■江戸時代には〝薬のまち〟として栄える

漢方というと中国伝来の医学のように思われがちだが、実は長い歴史のなかで日本の風土や気候、日本人の体質に合わせて独自の発展を遂げてきたのが漢方医学の真の姿だ。経験に裏打ちされた伝統医学として、江戸時代には広く庶民に浸透するものとなっていた。

江戸時代には各地で売薬業が盛んになった。とくに良質の薬種を多く採取できた大和地方では、もとは寺院等でつくられていた薬が人々の手に移行して家伝薬として受け継がれるようになり、家業として売薬業を営む者が次々と現れた。そして、その薬を諸国に届ける売薬業が広まっていった。江戸時代中期には、薬種屋株や合薬屋株の設立が奈良奉行所で許可され、「大和売薬」は全国的に知れ渡っていく。

こうした薬業隆盛の背景には、８代将軍徳川吉宗の政策が大きく関与している。感染症が流行し、薬の安定確保が求められるなか、吉宗が薬草の国内栽培を進めさせ、採薬使を全国に派遣したことはよく知られている。吉宗は、幕府が設けていた「小石川御薬園」を拡張させ、各地から集めた薬草をここで栽培させ、研究させていた。それが現在の小石川植物園（正式名称は東京大学大学院理学系研究科附属植物園）である。

その時代に、宇陀には民間最古の薬草園が作られている。現在、「史跡　森野旧薬園」として残っているのがそれだ。森野藤助は吉宗が実施させた全国採薬調査に参加しており、自ら私設薬草園をつくって薬草栽培に努め、生薬国産化の先駆となった。園内には幕府から分け与えられた外国産の薬草の苗や種もあり、いまも約２５０種類の薬草木が伝えられている。江戸時代の宇陀は〝薬のまち〟として栄え、薬業を営む店が軒を連ねていたといわれている。

■製薬会社の創業者を輩出

こうした土地柄が影響して、明治時代の製薬会社創業者には宇陀ゆかりの人物が何人もいる。

宇陀ゆかりの製薬会社創業者

津村重舎	1893（明治26）年、中将湯本舗 津村順天堂（現ツムラ）創業
藤澤友吉	1894（明治27）年、藤沢商店（のちの藤沢薬品工業、現アステラス製薬）創業
山田安民	1899（明治32）年、信天堂　山田安民薬房（現ロート製薬）創業
笹岡省三	1905（明治38）年、命の母本舗 笹岡省三薬房（現笹岡薬品、「命の母」は現在は小林製薬が販売）設立

「ロート製薬」創業者の山田安民は、津村重舎の実兄である。重舎は、父の弟（津村家に婿入りしていた）の養子となったため津村姓になったが、生家の姓は山田だった。安民は、重舎が創業した6年後の1899（明治32）年、「信天堂　山田安民薬房」として創業、当初は胃腸薬を手がけていた。

安民と重舎の下には岩吉（やはり津村家の養子となる）という弟がおり、順天堂の創業時から重舎の片腕として経営に携わり、その後独立して「津村敬天堂」という会社を設立している。

3兄弟は、創薬、製造、販売、宣伝広告などさまざまな面で協力し合っていたことが伝えられている。安民の「信天堂」、重舎の「順天堂」、岩吉の「敬天堂」、この兄弟にはいずれも「天に順う」という精神が強く宿っていたようである。

「藤沢薬品工業（現アステラス製薬）」の藤澤友吉自身は宇陀の生まれではないが、母の実家が宇陀で薬問屋をやっていた。現在、宇陀市歴史文化館「薬の館」として保存されている旧細川家住宅は１８０６（文化３）年から続いていた薬問屋で、藤澤友吉の母の実家である。「命の母」で知られる「笹岡薬品」の笹岡省三は、祖父が産婦人科医であり、母が病弱だったことから、「女性を助けたい」という思いで女性のための薬をつくったという。「命の母」は、ツムラの「中将湯」とともに女性保健薬として長く用いられてきた。

ほかにも宇陀出身者には、小太郎漢方製薬を創業した上田太郎、アイフ製薬を創業した谷口作治郎といった人物もいる。

ちなみに、小太郎漢方製薬は、１９６７（昭和42）年に漢方生薬が薬価基準収載医薬品として初めて認められた漢方エキス製剤を処方した会社である。

重舎に限らず、薬のまちに生まれ育ち、漢方医学の力、漢方薬のありがたみを実感していたことが、良薬で人々を救いたいという志や使命感の土台としてあったのではないだろうか。だからこそ、漢方の力を信じ、その復権のために力を尽くしたい、という思いが彼らの心に熱く宿っていたのではないかと思わざるを得ない。

ちなみに、前述の森野旧薬園に行くと、蔵に寄付をしてくれた奈良県出身の製薬メーカーの創業者名の木札が掲げられている。武田薬品工業の創業者・武田長兵衛、藤沢製薬の創業者・藤澤友吉らと並んで、津村重舎、津村研究所という札がある。なぜ２枚あるのか。

「武田さんも藤澤さんも奈良の出身ではあるけれど、宇陀地域ではありません。津村重舎はまさに生まれ育ったわが故郷だということで、たくさん寄付をしてくれたのでしょう」と説明を受けた。

宇陀には、八咫烏《やたがらす》神社がある。日本神話のなかで、神武天皇東征の折、熊野で天照大神の使いである八咫烏に案内されて宇陀の地に入り、戦いを制して橿原に入って大和統一を果たすという話が登場する。この逸話にちなんで地元の人たちが建てた神社だそうだ。

その八咫烏神社の大鳥居の裏にも、津村重舎が寄進したとある。神社境内には重舎の兄・山田安民が寄進した歌碑があったり、弟・岩吉が寄付をした記録も残っている。

共に薬業で成功した兄弟は、薬と縁の深い故郷に対する感謝の念が篤く、恩返しを忘れなかったことが伝わってくる。

■中将湯から生まれた浴剤

ツムラの歴史は中将湯から始まった。中将湯は、ツムラにとってフラッグシップそのものであった。その効能は、思いがけないかたちでツムラを大企業へと成長させることにもなる。

それは浴剤としての活用だった。

中将湯をつくる際に、生薬の切れ端や粉が残る。あるとき、それをもち帰った社員が沐浴や足湯の湯に入れてみたところ、あせもが治ったり、温まったりする効果があることに気づいた。

明治20～30年代ごろは、まだ家庭に風呂がある家が少なかった時代である。銭湯に協力してもらってこれを入れて「中将湯温泉」という看板を掲げると、大人気になった。これが、津村順天堂が浴剤を作るようになるきっかけだった。

その「くすり湯中将湯」をもとに、芳香浴剤「バスクリン」が開発される。これが戦後の家庭風呂普及とともに販売が急拡大し、大ヒット商品となっていく。

中将湯は、本来の「女性に寄り添う漢方薬」としては、伝統に革新を融合させ、より飲みやすい糖衣錠「ラムール」という方向で進化を続けた。片や、バスクリンの爆発的ヒットは、原材料の安定供給、生産設備の拡充、新しい生薬抽出技術といったことを考える上で、会社の革新の大きな原動力となった。

2代重舎のもと、事業の主軸を医療用漢方製剤へと舵を切るようになった背景には、バスクリンの売り上げによって会社が飛躍的に成長し、潤い、十分な体力を擁するようになったからだ、とも言える。中将湯の副産物のもたらしたものは本当に大きかった。

しかし、いま、バスクリン事業はツムラから完全に手の離れた会社となっている（ただし、中将湯から派生したくすり湯は、薬用入浴液「バスハーブ」として存続している）。

多角経営の失敗から経営危機に陥り、改革に次ぐ改革が行われた2000年代、バスクリンを扱う家庭用品部門は分社化され、その後、経営母体をまったく異にする別会社となった。

バスクリンという浴剤一つをとってその誕生からの経緯に思いを馳せると、現在のツムラが医療用漢方製剤に特化した企業となっている意味が、また違った角度から浮き彫りになってくる。

■植物学者・牧野富太郎とのつながり

2023（令和5）年に放映されたNHK朝の連続ドラマ『らんまん』で主人公のモデルになったのは、植物学者・牧野富太郎だ。実は、牧野博士とツムラには浅からぬ縁がある。

牧野は、植物ならびに植物学の新知見の提供と研究などの活動を紹介することを目的に、私費で『植物研究雑誌』を刊行していた。賛同してくれる版元が見つからず、自費出版せざるを得ない状況にあったのだ。牧野はたびたび経営状況の悪化に苦しんでいたが、1922（大正11）年、金策尽き、ついに刊行が一時途絶えてしまった。

一方、そのころ津村重舎は「漢方の復権」を目指して奔走しており、和漢薬の研究を行う「津村研究所」を設立したりしていた。

そもそも薬草から抽出している「生薬」と「植物学」は非常に近しい関係にある。重舎は、植物である薬草を科学的に見定めたいという思いを強くもっていた。植物分類学と生薬学は、安全で正しい生薬を見極め、高品質な漢方薬を人々に提供するために不可欠な学問である。

牧野博士の窮状を知った重舎は、『植物研究雑誌』への全面的経済支援を決意する。

これにより、『植物研究雑誌』は１９２６（大正15）年1月刊行の第三巻第一号以降、津村研究所から発刊されることになった。そして、創刊から１００年以上経った現在でもツムラが発刊を引き継いでいるのである。

「本誌の復活に臨み津村重舎氏に深厚なる感謝の意を表す」

牧野は再開なった第三巻第三号にこう記している。併せて、津村重舎との出会い、発刊再開にいたるまでの経緯、津村研究所が行う生薬の研究が製薬業界に貢献していることなどを記している。

重舎は当時、生薬の研究所と薬草園の設立に力を入れていた。

研究所は目黒の工場敷地内に発足。薬草園は調布市緑ヶ丘（当時の地名表示では東京府北多摩郡神代村下仙川）に３６００坪の土地を購入して薬草園（津村薬草園）を始めることにした。１９２４（大正13）年につくられたその薬草園の監修を手がけたのは、牧野富太郎博士だった。

この薬草園は次第に規模が拡大され、２代重舎が社長を務めていた太平洋戦争終戦時には23万坪にまで及び、日本最大規模、最高の内容といわれた。

津村研究所と薬草園は、漢方と生薬の普及と啓蒙のために大いに貢献した。

■歴史から「漢方」の成り立ちと変遷を見る

ここであらためて漢方の歴史と定義に触れておきたい。

ツムラの統合報告書には、漢方医学の説明として、こう記されている。

「漢方医学とは、5～6世紀頃に中国から日本に伝来した医学が、室町から江戸時代以降に独自の発展を遂げたものです。日本の気候・風土や日本人の体質・生活習慣を反映しながら進化を続け、今日では先人たちの治療経験が集積された『日本の伝統医学』として確立されています」（ツムラ統合報告書2023　74ページより）

大陸から伝来した中国医学を基にしているが、日本で固有に進化・発展してきた日本の伝統医学なのだという。その歴史的な流れをたどってみよう。

1 大陸からの伝来

大陸から医学や医療制度が伝来し始めたのは、仏教など他の文化と同じように5世紀、飛鳥時代からだとされる。当初、医療は主として僧侶によって行われるものだった。それは、遣隋使や遣唐使として渡航できるのは僧侶のみだったからで、伝来の医学は僧によってもたらされ、行われていた。寺院で秘伝の薬がつくられていたのも、施薬院のような施設が設けられたのも、医学に長けていたのが僧たちだったためである。

2 日本国内で独自の実用医学化が始まる

平安時代になると、医療は宮廷医によっても行われるようになった。その後、鎌倉時代以降は医療の主な担い手が禅僧に代わり、医療の対象も一般民衆にまで拡大した。隋や唐の模倣の医学から、日本の風土や文化に根ざした見解が盛り込まれ、実用医学となっていく。

さらに室町時代から江戸時代前期にかけて、中国伝統医学の解釈の幅が広がり、多くの派閥が生まれるなかで、日本国内で独自の医学化が進んだ。

3 オランダ医学が伝えられ、「蘭方医」に対して「漢方医」の呼び名が生まれる

江戸時代になって海外との交流が制限されるなか、中国やオランダを通じて医学の情報は入ってきていた。そして18世紀半ばになると、長崎出島のオランダ商館の医師から西洋医学を学ぶ者が現れるようになる。このとき、西洋医学のことをオランダ（阿蘭陀）の医学ということから「蘭方」と呼ぶようになった。

一方、それまでの医学は、中国伝統医学（後漢の時代）が日本化したものということで、「漢方」と呼ばれるようになる。蘭方医が出現する前には、医業を執り行う者はすべて医者と呼ばれており、「漢方」という呼び名はなかった。「蘭方医」と区別する必要から

「漢方医」と名づけられたのだった。この「漢方」という呼称は日本独自のもので、中国の伝統的医学である「中医学」とは異なるものだ。

4 漢方医学の衰退

「漢方」と名づけられた日本の伝統医学を衰退させる最大の原因となったのは、明治政府の政策である。

明治維新後、さまざまな施策を打ち出すなかで、新政府は新たな医制を制定した。このなかで医業を開業するためには、西洋医学を学んで国家試験に合格しなければならない、すなわち西洋医学にのみ医師免許の許可を与えることを制度化した。つまり、漢方医学を修めても、医師免許が取れなくなってしまったのである。１８８３（明治16）年には、これに基づき医師免許規則が制定された。

事実上の漢方医学排斥に対して、漢方医らが中心となって存続運動を行い、「漢方医継続の署名請願書」を政府に提出したが、まともに審議されることはなかった。１８９５（明治28）年にやっと国会で審議の対象とされるも否決された。

漢方医学は断絶の危機に瀕したが、その後も一部の医師や薬剤師、薬種商などにより、民間レベルで生き続ける。

5 復興と新たな進展

1960年代に入ると、相次ぐ薬害の発生などにより、再び漢方医学が注目を集めるようになった。

国民皆保険制度の導入後の1967（昭和42）年、保険適用薬として漢方製剤が初めて薬価基準に収載された。漢方薬が保険診療に用いられるようになった、医師が処方する薬として認められたということである。ツムラの医療用漢方製剤33処方が、薬価基準に収載されたのはそれから9年後の1976（昭和51）年のことだ。

以後、医療用漢方製剤の再評価が進み、2001（平成13）年には医学教育の、2002年には薬学教育のカリキュラムに漢方医学が採録された。大学の医学部・薬学部で漢方薬について教えるようになったのである。この結果、漢方薬を処方する医師がどんどん増えている。

現在では、漢方薬を処方している医師は80％を超える。漢方薬はいま、医薬の市場規模を広げている。

■漢方医学の誤解を解き、真の理解を深めたい

ツムラの加藤照和社長は言う。

「漢方の歴史を見ていると、〝ボタンの掛け違い〟のような状況がいくつもあったために誤解されている面がいろいろあることに気づきますね。

第一の問題点が、江戸時代に『漢方』と名づけられてしまったことです。そもそもは中国の伝統医学に基づいたものだったにしても、長い年月の間に日本独自の医学になっていたわけですから、『蘭方』に対して例えば『和方』のように名づけられていたら、日本の伝統医学という認識を広く人々にもってもらえたでしょう。それが非常に残念なところです。

第二の問題点は、明治時代の医師免許制度です。このときに、漢方医にも医師免許を交付するような制度が設けられていれば、漢方医学が廃れるようなことは起きなかったのです。中国も韓国も、西洋医学のライセンス制度と共に、伝統医の国家資格も残しました。だから両方の流れがある。ところが日本は、西洋医学一辺倒に走ってしまったわけです。脱亜入欧、アジアを脱してヨーロッパを目指そうということで、いろいろなことを急いで欧米並みにしたかった。その弊害です。『漢方はきちんとした医学ではないんでしょ？』と人々が捉えるようになってしまったのは、この制度に原因があります。

うちの創業者である津村重舎、そして2代重舎は、漢方医学の置かれた状況を非常に憂いながらも、けっしてあきらめることなく前を向いてやってきました。あきらめなかったからこそ、いまがあるのです。うちの社員は、こういうことをしっかりと把握した上で、これから漢方をもっと伸ばしていくためにも、漢方の誤解を解くべく尽力しています。

漢方医学のことが正しく理解されていないことを知っていただき、世間の理解を進め、日本に伝わる伝統医学を守り発展させていこう、という機運を高めていきたい。そして、漢方が国民医療においてなくてはならない存在となっていることなどを、もっと多くの方たちに知っていただきたいと考えています」

こうした考え方から、ツムラでは動画配信、オンライン講演会などのかたちでも、漢方の正しい情報の提供を進めている。

■「観」の目を磨く

宮本武蔵は『五輪書』のなかで、見ることには「観」と「見」と二つある、と書いている。「観」の目は、心の目で深く観察し、物事の本質を見抜く。「見」の目は、現象をそのまま見る。もちろん、ありのままに見る目も大切だが、物事の意味や本質を捉えようとする「観」の目を磨くことを忘れてはならない。

「観」の目をもつには、俯瞰的に広い視野で全体像を見据えたり、時間的な変化や構造的変遷を踏まえたりして、観察眼と考察力を働かせる必要がある。

日本の漢方医学の源流となる中国医学はいつごろ誕生したのか。

そのころ、西洋はどういう時代だったのか。

日本の中将姫の時代は、世界史のなかではどんな時代だったのか。

日本が鎖国をしていた時代、世界の科学はどんなふうに発展し、どんな人物が輩出されていたのか。

自分でさまざまな問いを立てながら思考をめぐらせていくと、大きな歴史観のなかで日本の医療の変遷や漢方のあり方を見つめることができるようになっていく。

「観」の目で捉える視座というものは、歴史だけに限らない。歴史観、自然観、人間観、経営観、宇宙観……深く観察し、広い視野と考察力と感性を磨くことは、人としての奥行きを広げる「人間力」になっていくのではないだろうか。

「革新」とは、ただ目新しいことに挑戦することではない。歴史、伝統を広く捉える「観」の目のもと、何を残し、何を変えていくべきかを正しく認識することで見えてくるものだ。革新は、伝統への深い理解から生まれるのである。

■歴史を学ぶとは、先人の「思い」と対話すること

イギリスの歴史家E・H・カーは著書『歴史とは何か』（清水幾太郎訳、岩波新書）のなかでこう書いている。

「歴史とは歴史家と事実との間の相互作用の不断の過程であり、現在と過去との間の尽きることを知らぬ対話なのであります」

歴史をたどることとは、単に「こんな出来事があった」と過去の事象を知るだけではない。真の意味は、そこに生きていた先人たちの「思い」を知り、将来につなげていくこと

にあるのではなかろうか。

先人の信念、情熱、あるいは葛藤、挫折……どんな思いでその出来事を乗り越えてきたかに思いをめぐらせる。それはすなわち「対話」である。

過去の出来事やそこにあった誰かの思いを知るなかで、自分たちはいま、どう考えればいいのか、どう行動すればいいのか。何をやるべきなのか、何ができるのか。それぞれが考える。それが、歴史を生きていくための知恵にする、ということだ。

ツムラアカデミーで講師を務めている東京大学名誉教授の月尾嘉男は、「千年、二千年という単位の時間軸で歴史を語れることは、ツムラの大きな資産である」と言う。

著書『縮小文明の展望――千年の彼方を目指して』（東京大学出版会　２００３年）で、なぜ「千年単位」の視点が大切かをこう論述している。

> 人類の現在は、何重にもなった叡智の蓄積を丁寧に分類し分析していくことにより理解される。この多層の蓄積によって構築されている人類の社会が環境の限界、資源の限界、理念の限界などに直面し方向転換が必要とされているのが現代である。その方向転換は眼前の問題に対処していくだけでは実現しないものである。そのような観点からすると、百年単位では近代科学や近代産業を導入したものの、千年単位の物理*構造や精神*構造を社会に色濃く残存させている日本は、その資産を活用することによ

り、巨大な方向転換に貢献できる資質がある国家であり民族である。現在の日本は、十年単位の急激な上昇から急激な下降という乱流に翻弄され自信を喪失しているが、各地に保全されてきた百年単位、場合によっては千年単位の資産を意識し、それらを世界のために提供して巨大な方向転換に貢献するという視点と支点を確保することにより、日本の真の役割を見出せるはずである。

〈＊物理構造とは国土の構成、天変地異、気候（四季）、奥山と里山といった循環文化。精神構造とは山川草木に神が宿るという八百万の神の思想等〉

漢方医学が中国から入ってきて日本で発展して1400年。ツムラは創業130年の歴史をもつ老舗企業であるが、「中将姫」や「漢方医学」という千年、二千年単位の歴史に支えられているおかげで、「千年単位の時間軸で捉える視座をもつ」ことができるのだ。これが、革新を続けるための大切な資産になっているようである。

第6章

目指すは
ワクワク、イキイキ、
ニコニコの社会

■目指す「未来の姿」から逆算する

ツムラの「人づくり」について、さまざまな取り組みの様子を披露してもらった。

取材中、「ゴールをはっきりイメージする」「ゴールから考える（バックキャストする）」という言葉がしばしば出てきた。「目的や価値に焦点を当てる」という言葉で語られることもあった。

「目指す将来像をしっかりもち、そこにいたるために『いま何をすべきなのか』という発想をもつ」――ツムラにはこの姿勢が根づいている。

例えば、「ゆくゆくは、どの部署にも必ず一人は社内講師がいるようにしたい」という話が出たが、具体的には「2031年には200人にまで増やしたい」のだという。

しかし、これは「理念浸透を基盤とした企業文化の醸成」を実現させるための一つの目標値にすぎない。文化の醸成というのは〝目には見えない〟ものだから、〝目に見える〟かたちの数値を設定することで、その進捗具合を確認する目安とする。その数字を目標にして、そうなるためには短期的にはどこまで行きたいか、と逆算して考える。これが「ゴールから考える」「バックキャストする」ことだ。

ゴールをはっきりイメージできていると、途中で頓挫しにくい。ありたい将来像が明確になっているので、簡単に「もうこのあたりでいいか……」とはならないからである。

では、ツムラの目指す未来の姿はどういうものなのか。コツコツと人財育成に励むツムラがこれから目指していくところ、会社の将来像について、再び加藤社長に訊く。

■正しいことを、事業として正しく展開する

「『DNAピラミッド』にプリンシプルとして『順天の精神』と入れてありますが、創業以来のこの精神がわが社の理念の最上位概念です。天の理法、天の意志に順うということですが、これは世の中に対して『正しいことをやっていく』ことだと私は捉えています。松下幸之助さんの『生成発展』もそうですね。正しいことを正しくやり続ければ、必ずいい方向に発展し、繁栄していく。この精神を全社的に一番価値の高いものとしてしっかり意識してやっていこう、ということです。

しかし、理念だけでは人は動きません。人が正しく動くためには、理念を踏まえたビジョンを設定し、みんなが具体的な将来像に向かって進んでいくことができるようにすることが必要です。経営者として、理念を体現するために、ビジョンを設定してしっかりと示すことが重要です。ビジョンにしたときに、初めて物事をかたちにしていく道筋が見えるようになるわけです。

中期経営計画というのはまさにその道筋の進み具合を確認するもので、10年後にこうありたいというビジョンがあったら、『3年後にはどこまで行っていないといけない』『次の

3年後にはどこまで行っていないといけない』『最後の3年でそこに到達できるようにしなければいけない』とバックキャスティングをして見える化して、みんなで目標を共有しながら組織は動いていきます。

経営とは、理念とビジョン、そこから目標に落とし込むところまで全部連動しているようなかたちの仕組みにして、組織として結果を出せるようにしていかなければいけないものです」

これが加藤の実践している理念経営なのである。

■「漢方のツムラ」として目指すのは経営の「多柱化」

「わが社の中核、コア・コンピタンス（他社に真似できない核となるもの、強み）は漢方事業です。会社がたいへんな状況に陥り、かつてツムラの名を全国的に広めてくれたバスクリンの事業まで売ってしまって、漢方製薬だけの一本足打法になっています。しかも製薬というのは薬価が完全に行政にコントロールされている世界です。これだけで、次の100年、200年を目指せるかといったら、かなり難しいことです。

しかし、多角化で失敗したトラウマもあります。わが社がまた多角化しようとしたら、社員からも社会からも『懲りずにまたか……』と反対されるのは明らかです。

そこで、我々はあくまでも漢方事業の会社であるという基軸のもとに、そのなかで一本だけでなく、複数の柱を立てていこうという『多柱化』を目指そうとしています。つまり、異分野、異業種に手を広げるような多角化はやらず、あくまでも中核事業に関連するところで、柱となる事業を確立していきたい、ということです。

我々は生薬と漢方の事業を130年にわたって続けてきています。このコア・コンピタンスにおいて、柱となる事業を伸ばしていき、柱にしていきたい。柱が複数あれば、建物の土台もしっかりとします。こう考えて、多柱化経営をしていきたいと考えています」

多角化と多柱化の違いをはっきりと区別し、漢方生薬関連の事業で複数の柱をもつことを目指しているのだそうだ。

ではどんな柱を立てていくのか。

そのキーワードが「未病」と「養生」だという。

■漢方医学の強みはどこにあるのか？

漢方医学と西洋医学の特徴を整理したのが次のページの表だ。

漢方医学と西洋医学、それぞれの特徴

▽**漢方医学の主な特徴**

①**哲学的かつ経験的である**
先人の治療経験の集積

②**心と身体を一体としてみる**
身体全体の調和を図る〝全人的医療〟

③**個人の体質・特徴を重視し、症状をみる**
原因が特定できないものや、〝未病〟の状態でも対応できる

④**天然物がベースとなった生薬を混合した漢方薬を使う**
一剤に複数の成分が含まれているため、複数の症状にも効果が期待できる

▽**西洋医学の主な特徴**

①**実証的かつ科学的である**
客観的で分析されたものである

②**器官・臓器中心に物質面を重視する**
病気に対してピンポイントに治療する

③**客観的・分析的で、その結果で病名を決定する**

画一された治療法を用いる

④一般に、精製されたほぼ純粋な薬物を用いた「西洋薬」を使う

化学的に合成された単一の成分からなり、一つの病因の治療を目的としている

西洋医学の進歩は目覚ましく、その科学的、分析的手法があるからこそ、医療は現代のような高いレベルにまで進化を遂げることができたと言える。ただ、病気を臓器や器官ごとに分けて捉え、ピンポイントでそれを「治療する」西洋医学があまり得手としない分野もある。

一方、漢方医学は「心身一如」という発想で身体の状態を総合的に捉える。ゆえに、検査では異常が見つからない病気や不調、慢性的疾患や機能的疾患などにも幅広く対応できるという特徴がある。

漢方医学では、まだ病気と呼ぶ状態にはいたっていないものの、本来の身体の調和が乱れかけている兆しがある状態を「未病」と呼んできた。調和を取り戻そうとすることで、未病の段階で対応できれば、より早く回復させることが可能になる。西洋医学には、もともと未病という発想はない。

薬という視点でいえば、化学的につくられた西洋薬は主に単一の成分からなり、一つの病因、症状に作用することを得意としている。そのため、複数の症状がある、あるいは複数の病気を抱えている場合には、投薬する薬の種類が増えてしまう。

これに対して、天然物をベースとする生薬を混合してつくられた多成分である漢方薬は、複数の症状、病気にも効果がある。身体の負担も少なく済むが、医療費を安く抑えることができる。

結果的に、医療費の圧迫が財政に甚大な影響を与えている現代の日本において医療費削減につながり、社会全体のためにもなる。

また、西洋医学ではまだ効果的な治療法が確立されていない分野で、漢方薬が苦痛を取り除くのに役立ったりしている。例えば、がんの治療に伴う副作用の軽減、治療後も続く心身の不調の緩和などに、漢方薬が使用されることが増えている。多くの生薬を組み合わせた多成分の薬であるため、一つの処方で複数の症状に効力を発揮することが可能だからだ。

超高齢社会を迎え、西洋医学と漢方医学、それぞれの長所を活かした両者の融合による医療がますます求められるようになるだろう。

そしてここが肝心なのだが、漢方医学とは日本で進化した独自の伝統医学であるため、西洋医学と融合させた医療を進められるのもまた、日本だけなのだ。

■「未病」や「養生」を通したウェルビーイングのために

医療用漢方製剤129処方の販売数量は、20年間で約3倍に増えているという。

医療者の教育・育成段階で漢方医学教育が実施されるようになったことも大きい。医学部をはじめ、歯学部、薬学部、看護学部などでも漢方に関するカリキュラムが入るようになった。教育の現場で漢方について正しい知識を身につけることができるようになったことで、漢方薬が処方される機会も増加するようになった。

超高齢社会となり、環境への配慮が声高に叫ばれるようになった昨今、漢方のニーズはますます増していくことが想像される。今後、高齢者の心身機能の衰えに伴って起きる生活機能の低下や、脆弱性の加速といった面で漢方薬は大いに役立つだろうとも期待されている。

医療用漢方製剤トップであるツムラがいま、多柱化の新たな柱として考えているのは、薬によって「治療する」ことだけではない。

「未病」や「養生」といった日本の伝統的医学のなかで培われてきた発想を、より拡大し、幅広く充実させていこうと考えている。より広い意味での人々の健康、ウェルビーイングのために貢献しようとしているのである。

未病の段階で治療ができれば、多くの人が肉体的にも経済的にも負担を軽減させることができる。体質改善をすることで、病気を未然に防ぐこともできる。その上、国の医療費も削減できることになるとなれば、いいこと尽くめではないか。

だが、それを科学的な診断方法を確立してやれるかどうかとなると、なかなか難しく、道は険しいという。

未病と共に、養生というのも日本独自の健康概念だ。貝原益軒の『養生訓』がよく知られているが、何をもって養生というのか、今日の日本では曖昧で、よく理解されていない。

ツムラでは、未病のさらに前の段階、病気にかかるのを予防することが養生だと考えているという。わかりやすく言うと、「栄養（食）・運動・睡眠・ストレスに留意し、身体が本来もっている自然治癒力を高め、健康増進を図ることで心も身体も快適に生きていくこと」と定義している。

人間の身体は、飲食を通じて摂取するものでつくられている。日常の食生活、あるいは運動、睡眠などの生活習慣、さらにストレス状況などの生活環境が原因で病気にかかる。そうした日常的行為をどうコントロールするかが、養生なのだそうだ。

正しい情報に基づいて、リスクマネジメントをして生活をしていれば、不用意に病気にかかって苦しむことも減り、健康寿命を長く維持できる可能性がある。

薬の提供だけでなく、そういった健康全般に関しての情報を提供していくことも、これからの時代、大事な仕事になる、と考えているという。

製薬のみならず、広く漢方・生薬事業でみんなの健康に寄り添いたい。

病気や不調で困っている人も、回復期にある人も、いまは病気を抱えていない人の健康維持のためにも、一人ひとりのウェルビーイングに貢献していきたい。

「一人ひとりの、生きるに、活きる。」というパーパスに込められていたのは、そういう思いだった。

■本当に正しい健康情報の必要性

人々の健康への関心はますます高まっている。しかし、巷に流布している健康情報は信憑性に乏しいものが多い。

「エビデンス」という言葉が治療法を中心に頻繁に用いられるようになり、かなり一般的になりつつあるなか、いわゆる健康情報に関してはエビデンスとはほど遠い情報が大量にあふれているのが現状だ。

加藤はこうした状況をたいへん憂いているという。

「とくに『養生』に関する部分についての正しい情報が本当に少ないです。食事についても『○○が△△に効く』というような話が話題になると、それがバッと流行り、いつのまにか消えていく。それは本当に正しいのか。信用できる情報がどこにもないのはとても不幸なことです。

実は、食に関するエビデンスは世界中にあって、例えばがんになるリスクが高い食べ物だとか生活習慣がエビデンスベースではっきりしています。しかし、それはあまり公表されません。なぜなら、『この食品はがんのリスクを高める』と名指しされてしまうと、その関係業界が大打撃を被るからです。経済という事情が伴うから、国も発信できない、医師も発信できない。そういう〝不都合な真実〟がいろいろあるわけです。

しかし、本来は正しい情報を正しく流し、その上でそれを食べるか食べないかは各自が判断する、という社会になっていかなくてはいけないと思うのです。

食物は、人が幸せを感じたり、心の豊かさを感じたりする要素でもあります。生きるために必要なものだけ摂ればそれでいいというわけではないですから、リスクはあるけれども、それよりも幸せ感を優先させたい人は、適量範囲内で食べればいい。自分でリスクを知って、この程度にしているから全体としてはリスクは低いと判断して、選択している状況であればいいと思うんです。

そういうことを踏まえて、正しい情報の発信、正しい知識に基づいた養生というものを発信していくことはどこもやっていないので、やりたいと思っています」

さらに、デジタル情報を上手に活用することで、病気を遠ざける術もわかるようになるのだという。

「デジタル化が急速に進んでいますが、将来的には、データからその人のかかりやすい病気が自分自身でわかるようになるでしょう。遺伝子からわかる家族の病歴、健康診断や人間ドックのデータ、処方されている薬の種類や状態、場合によってはカルテの内容まで、たぶん個人の情報が収集できる時代がきます。それらのデータの集積から、『この人はこういう病気になりやすい』ということが推測できるようになります。

そうなると、『養生』はより意味をもってきます。どんな食生活をするか、生活習慣をどう変えるかで病気のリスクを変えていくことが可能になるわけですから。漢方は、身体のバランスの崩れを元の状態に戻していくという考え方です。薬の役割ももちろんですが、食品のなかに使われる生薬をいろいろ意識して日常の食事に取り入れることで、不調をなくしたり、病気を遠ざけたりすることができます。

そういう情報をきちんと科学的に行っているところがあるか。ないんですよ。まさに『我々がやらずして誰がやる』と思うようなことがたくさんあるのです」

■漢方薬はチームプレイ

「漢方薬というのは、実にいいチームプレイを発揮するのですよ」

加藤は言う。

漢方薬は複数の生薬が配合されてできている。自然界にもともとあるものを乾燥させてエキスにする。天然のものであるがゆえに多くの成分があり、薬理作用がある。つまり、持ち味は一つだけではなく、いろいろな個性を併せもっている。漢方薬の組み合わせ、配合の妙がそこで発揮されるわけだ。

中心となる生薬「君薬《くんやく》」、君薬の作用を補助し強める「臣薬《しんやく》」、君臣薬の効能を調節する「佐薬《さやく》」、君臣佐薬の補助的な役割や作用を調節する「使薬《しやく》」の4つに分類されるという。

例えば、人参という生薬は、「六君子湯《りっくんしとう》」においては君薬として中心生薬となるが、麦《ばく》門冬湯《もんどうとう》に用いられるときには佐薬として君臣薬の効果を調整する役割をする。佐薬は、君臣薬の効能をより引き出す働きをすることもあれば、逆に暴走を抑える働きをすることもある。

生薬の働き　4つの分類

君薬
単体でも効果があるが、他の生薬と組み合わせることでさまざまな効能を発揮する生薬配合の中心的存在（リーダー的な働きをする）

臣薬
君薬の作用を補助し、効能を強めるサポーター的存在（サブリーダー的な働きをする）

佐薬
君臣薬の効能を調整し、副作用を軽減したり、服薬しやすくしたりする（パートナー的な働きをする）

使薬
君臣佐薬の補助的な役割や作用を調節する（サポーター的な働きをする）

このように、生薬は単体として十分に効果を発揮しながら、他の生薬との組み合わせにより役割が変わるのだそうだ。

「つまり、生薬はそれぞれが主役にもなれば、脇役に回ることもあるということです。互いに支え、補い合うことで、薬としての効果を発揮し、身体のバランスを整えるのです。だけど、考えてみれば人や組織のありようも同じなのではないか。我々はそう考えるようになったのです」

■ツムラが目指す組織とは？

加藤は話を続けた。

「人も、一人ひとりそれぞれ異なる力をもっています。そんな人たちがチームを組んで、互いに協力し合い、調整し合って仕事を進め、成果を出す。一つの漢方薬として機能するのと同じだと考えることができます。

あるプロジェクトで中心的リーダーを務めた人が、つねにリーダーが適任かというとそうとも限りません。ときにはサブリーダーに回ったほうがいい場合もあるし、チームの暴走に歯止めをかける佐薬的な役割が求められることもある。

WBCのとき、大谷翔平選手がバントをしました。個人的な思いとしては打ちたいと思っていても、バントしなければいけないときもあります。その人個人の能力だけで判断するのではなくて、漢方薬的にチームとしての『調和』という視点で考えると、人財の活かし方も変わってきます。

また、会社全体という視点で捉えると、各部署・部門もまた生薬のようなものだと言えます。営業に強い部署、研究に強い部署、経理に強い部署……部署ごとにそれぞれ強みがある。各部署・部門が生薬としての役割を果たし、互いに支え、補い合って機能していく。組織にはそういう配合の妙があります。うまく配合されると、1＋1が2ではなくて、3にも4にも5にもなる。そんなふうに薬としての薬効を発揮しているのが漢方薬なのです。

人も組織も、生薬と漢方薬の関係のように、全体的、総合的な視点から調和を目指していくのがいいのではないか。我々もそういう『漢方薬的組織』を目指そう、と考えるようになったのです。

漢方薬のことをご存じない方には何を言っているのかピンとこないかもしれませんが、我々にとってはぴったりはまる、みんなが腑に落ちるのです」

さすが漢方に特化してやってきた会社だけある。独特な組織論だ。

日本の漢方医学は、中世までに中国をはじめとした海外から入ってきた医学を基に日本で独自に進化発展を遂げてきたもので、中国の伝統医学「中医学」とは違う。「漢方薬的組織」という発想は、世界に類のないものだ。

多様化の進んだ現代社会において、「漢方薬のように調和した組織」のあり方は、大きな強みとなるのではないだろうか。

ツムラの「目指すべき人財像」

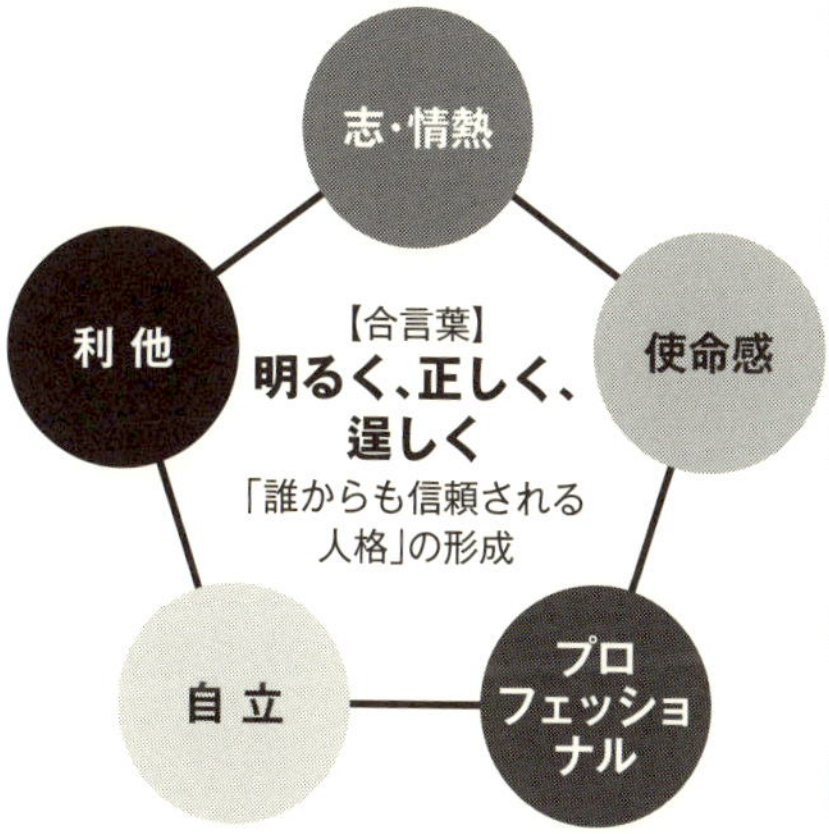

志・情熱
高い志と熱い思いで、
仕事に取り組む

使命感
自らに課せられた役割を認識
し、果たすべき気概をもつ

プロフェッショナル
卓越した専門性・技術を究め、
仕事で発揮する

自立
自ら考え、主体的に行動する

利他
思いやりの心で、相手に尽くす

目指すゴールは？

加藤は社長に就任したときに、求める社員像として5つの資質を掲げた。

「志・情熱」「使命感」「プロフェッショナル」「自立」「利他」、そういう資質をもつ人に来てもらいたいし、社員として精進し、これらの資質を磨いていく。

そして、目指す会社のあり方は、大義を優先させること。

加藤は語る。

「会社の事業の成果とか業績とかを考えるのではなくて、社会が困っていることをいい方向に変える、あるいは社会がまだ気がついていなくても、我々が提案をしてよりいい方向に変えていくための貢献と言ってもいいと思います。どういう価値を提供して、世の中がいい方向に変わっていくかということを、まず最優先に考える。自社にとってのいいとか悪いといった判断ではなく、世の中にとっての価値、世の中にとっての進化、進歩を考えるということですね。

社会をいい方向に変えるために我々がもっている技術、ノウハウ、人財をどうやって生かしていくのか。理念に基づく経営を実践していく。それが、会社が目指す方向です。

それに賛同いただいた消費者の方、顧客の方がいれば、業績は自ずと上がるのです。数値を追っていくような会社には絶対したくないですね。本当に必要なものをつくり、社会のために良いことをやっていれば、当然ながらそれは支持されるはずです。そういう流れで我々の業績が上がっていくことを目指す。その順番を間違えてはいけないということ、そういう会社でありたいと思っています」

目的・価値を求心力とした「対話」により、

パーパス、理念、ビジョンに熱く共鳴して〝ワクワク〟した社員が、

目的に向かって潜在能力を開花させて〝イキイキ〟と働くことで、

お客様や社会に良い変化をもたらしてみんなが〝ニコニコ〟になる。

――これがツムラの目指しているゴールである。

理念浸透＆コーチングの実践例

ここからは、本編の解説をより具体的にイメージしていただくため、ツムラアカデミー室が実際に行った「理念浸透オフサイトミーティング、コーチ・ミーティング」の内容を紹介する。

初めに

■本日の予定

村田（ツムラアカデミー室）　皆さん、時間通りにお集まりいただきありがとうございます。「理念浸透オフサイトミーティング、コーチ・ミーティング」を始めます。今日も対話を中心に進めていきます。ファシリテーターはツムラアカデミー室の村田と、池田さんの2人で進めさせていただきます。どうぞよろしくお願いします。

まず、本日のメニューをご説明します。まずはこの後、小人数のグループに分かれて、アイスブレイクで皆さんの緊張をほぐしていただきます。その後、理念体系「ツムラグループDNAピラミッド」についての解説を白板で行い、また対話を中心に約170分やります。そして12時から1時間の昼食休憩を挟んで、午後のコーチングは、白井一幸コーチ、石川尚子コーチのもとに「コーチ・ミーティング」を行います。ここでは対話の実践をいろいろやります。そして最後に、私と池田さんとで理念浸透のまとめを行います。途中、1時間に1回ぐらい休憩を挟んでいく予定です。どうぞよろしくお願いします。

〔午前の部〕

■アイスブレイク

池田（ツムラアカデミー室）　それでは、早速アイスブレイクに入りましょう。

「最近、楽しかったこと、ワクワクしたことは何ですか？」

問いはこれです。基本的に3人1組のグループ分けをしますので、ブレイクアウトルームで、話をしてきてください。時間はトータルで7分とります。一人7分ではありませんよ、3人グループなら、自分が話すのは約2分。仕事であったことでも、プライベートなことでもいいです。では行ってらっしゃい。

ブレイクアウトルームでそれぞれ対話　制限時間　7分

村田　いかがでしたか。先ほどよりも皆さんの表情が和らいだ感じがしますね。緊張がほぐれましたでしょうか。それでは進めていきたいと思います。

■本講座の趣旨

村田　最初に、「理念浸透オフサイトミーティング」の目的の話をしておきます。

ツムラアカデミーでは、「ツムラグループ全体に『目的・価値を求心力とした〝対話〟の文化』が醸成され、一人ひとりの潜在能力が十分に発揮されることで、人を幸せにし、社会を豊かにしている」ことを2031年ビジョンとして掲げています。

この「目的・価値を求心力とした〝対話〟の文化」とは何か。わが社が存在していることの目的、社会にどんな価値を提供しているかなどを言語化したものが「理念」ですから、理念に対しての理解を皆さんに深めてもらうことが、目的・価値を求心力とすることになるわけです。それを〝対話〟を通じて、理念についてみんなで話し合うことができることが当たり前の企業文化をつくろう、ということで実施しているものです。

ツムラアカデミーは2019年にスタートし、着々と社内講師の方たちも育ってきています。2022年度からは、理念浸透のファシリテーターも社内講師の方たちにも実践していただいています。こういう変化も、文化として少しずつ根づいてきている証だと思っています。

理念浸透とコーチ・ミーティングは共に目的、価値に焦点を置いていますので、ベクトルは同じで、あるべき姿（未来）に向かっている状態ですので、一緒に開催しています。つまり、ツムラグループDNAピラミッドが会社を動かすエンジンとすると、そのエンジンを回転させる潤滑油がコーチングということになります。

■対話のルール

対話するときに心がけていただきたい5つのルールがあります。

①心を開いて自由に話す　（ありのままに語る）
②最後まで聴く　（途中で遮らない）
③否定しない　（皆違って、皆いい）
④自然体で率直に　（立場を超えて関わる）

⑤守秘義務（心理的安全性）

このルールを守って対話を進めていきたいと思います。

今回は、部門、役職といった垣根を超えて、皆さんが一堂に会しているところが大きなポイントです。大切なのは、対話による気づきの共有です。ふだん話す機会がない人とも話ができるチャンスだと思って、ルールのもとに対話を楽しんでいただきたいと思います。

では、理念浸透オフサイトミーティングをスタートしましょう。

理念の定義と体系の全体像を理解する

■「パーパスを掲げた理念経営」とは何か

「パーパスを掲げた理念経営」とは、ライン長の方たちはDVDを観ていますね。あるいは、社長が全国を回って話をされています。聞いた方もいるかもしれませんし、今日初めて聞くという方もいるかもしれません。ですから、人によって理解に差があるかもしれませんが、誰でもわかるように対話していきますので、ご心配いりません。

わが社の理念を含めて羅針盤として整理しているのが、「ツムラグループDNAピラミッド」（70～71ページ参照）です。

「順天の精神」はプリンシプルです。創業以来、事業を行う上で守り続けている精神。これは「ツムラグループDNAピラミッド」の全体を貫いている背骨となる精神、経営の基本的な心、方向性を示しています。

まずは、プリンシプル・パーパス・経営理念・企業使命・サステナビリティビジョン・長期経営ビジョン TSUMURA VISION “Cho-WA” 2031・目指すべき人財像・目指すべき組織像があります。これで全体像を理解していただけたらと思います。この後、白板にて書きながら説明していきます。話すスピード、書くスピード、聴くスピードが同じですので理解しやすいと思っています。

・**プリンシプル（順天の精神）**

「ツムラグループDNAピラミッド」の最上位が「プリンシプル」です。原理・原則、理法。わが社のプリンシプルは「順天の精神」ですね。創業以来、事業を行う上で守り続けている精神です。ずっとこの順天の精神を守り続けている。ですから背骨のように、順天の精神は全体にかかっています。「ツムラ」という社名になる前は「津村順天堂」という社名でした。「順天」という言葉は中国の古典である『孟子』『易経』から引用しております。

「天に順う」とはどういうことか。どこで何をしていても「お天道様は見ている。だからお天道様に顔向けできないようなことはしてはいけない」ということです。正しいことをしていきましょうということです。

・パーパス(一人ひとりの、生きるに、活きる。)

パーパスは究極的に成し遂げる事業の志で「一人ひとりの、生きるに、活きる。」です。50年先、100年先の事業に向かって成し遂げていきたい志になります。

初代津村重舎社長の言葉に、〝一人ひとりの人生に寄り添い、一人ひとりの健康と向き合う〟という言葉から、「一人ひとりの、生きるに、活きる。」に発展いたしました。

どんな意味かというと、健康と一口に言っても人によって健康状態はいろいろですね。病気に苦しんでいて、これを治したいと思っている人もいる。病気と言うほどではないけれど、何か調子のよくないところがある。健康にいまは問題がないけれど、どうしたら健康状態を長く維持できるかと考えている人もいる。それぞれ健康状態に違いはあるだろうけれど、誰もが幸福で、健康な毎日であってほしい。誰一人残さない健康で幸福な社会を目指していきたい、という思いが「生きる」にかかっています。

社会の皆さんが健康や幸福に「生きる」ことを、ツムラグループのみんなで成し遂げていきたい。つまり、イキイキ仕事することで実現していく。「生きる」は社会の人々、「活きる」は会社で働く皆さんにかかります。「一人ひとりの、生きるに、活きる。」ことはそのことを示しています。

人生のあらゆるステージに寄り添っていく、自然の力から恩恵を受けながら、一人ひとりが健やかな日々になるように、50年先、100年先の事業の志として、ツムラグループが社会で生きる人に本当に貢献していきたいという願いをパーパスとして掲げています。

・経営理念・企業使命

ピラミッドのパーパスの下に、経営理念と企業使命があります。

経営理念は、「自然と健康を科学する」です。会社がもつ基本的価値観で信念になります。初代津村重舎社長の「良い薬は必ず売れる」、これは良い薬を世の中に出せば社会に役立つという信念で津村順天堂を1893年に創業いたしました。

企業使命には、「漢方医学と西洋医学の融合により世界で類のない最高の医療提供に貢献します」とあります。これは、存在意義・目的を示します。漢方医学と西洋医学の融合をして、どの患者さんにも健康になってもらいたいという思いがあります。治療に西洋も東洋もありません、患者さんからみて、両医学の良いところを融合して最高の治療に貢献していこうということを示しています。

企業が存在する目的は何か、誰のために、何のために働くのか、存在するのかを感じていただければということになります。目的と目標で言えば、目的の部分を指しています。

理念経営がパーパス経営に変わったように思われる方もいるかもしれませんが、理念経営は変わりません。パーパスを掲げた理念経営・ビジョン経営という理解をしてください。

理念は会社が存続する限り、原則として変わりません。「自然と健康を科学する」というのは創業時代から会社の方向性としてきたことです。時代や世の中の状況が変わっても、理念に基づく経営は変わらないものです。一方、先ほどお話ししたように、パーパスは50年、100年先を見据えたものです。事業の志として、時代の変化、環境の変化のなかで、将来は誰しも予想ができません。いま、我々や社会の人が、気がつかない、考えもつかないことがあるかもしれませんが、そのことを模索しながら50年後、100年後の健康で幸福な社会で誰一人残さない社会を創るには、我々は何をすればよいのかを考え、行動して実現していきたい。という願望になります。

・サステナビリティビジョン・長期経営ビジョン TSUMURA VISION "Cho-WA" 2031

経営理念・企業使命の下にサステナビリティビジョンと長期経営ビジョン TSUMURA VISION "Cho-WA" 2031（以下・長期経営ビジョン）が書かれています。

サステナビリティビジョン「自然と生きる力を、未来へ。」というのは、自然の恵み、生薬の力によって未来へ発展していきたいし、もちろん自然環境も守っていきたい。サステナブルをやるために生薬栽培や水の問題、GHG削減、人の問題（人的資本経営）についても考慮しています。ツムラグループDNAピラミッドではそこまで書いていません。自然と生きる力、自然の恵みをいただきながら生きる力を提供していきたいということです。いま、世界規模での環境に注目して、最も自然に敏感な企業でありたいですね。

長期経営ビジョンでは3つのPを挙げています。2031年、つまり策定から10年後のあるべき姿を示しております。あるべき姿ですから夢のようかもしれません、遠く高いとところを目指す。山でたとえればエベレストや富士山の頂上を10年後に目指す。そこからバックキャストして1年目・2年目・3年目をどの道で行動をしていくという考え方です。まず、ゴールを決める、この考え方が大切です。自然と共生するとともに、伝統薬（漢方薬・中薬）を中心に自然と科学によって、一人ひとりのウェルビーイングをサポートできる時代の到来を迎えるために、3つの〝P〟（PHC・PDS・PAD）が実現できている状態を長期経営ビジョンとして掲げています。心と身体、個人と社会が〝Cho-WA〟（調和）のとれた未来を目指します。これについてこれからお話しします。

1つ目のPHC（Personalized Health Care）は、「一人ひとりにあったヘルスケア提案」です。我々は医療用漢方が中心の事業ですが、そのことを重要としながら、ヘルスケア領域（一般用）、中国での事業、米国への展開、健康の領域等で10年かけて一人ひとりのライフステージ、症状、遺伝体質、生活環境等に合わせて、漢方薬・中薬を始めとした製商品・サービスをエビデンスベースで提供することにより、人々のウェルビーイングに貢献している状態を目指していきます。

2つ目のPDS（Pre-symptomatic Disease and Science）は、「〝未病〟の科学化」です。未病は『黄帝内経』という古典に載っています。未病という言葉は多くのところで使われています。ツムラグループに求められているのは、科学的にも解明することです。エビデンスペースで定義された〝未病〟について、その診断方法と、各個人に合った未病改善システムを構築することにより、健康社会の実現に貢献している状態を目指します。

3つ目のＰＡＤ（Potential-Abilities Development）は、「目的と価値を求心力とした〝対話〟により自身の潜在能力を開発する」。これは皆さんには高い潜在能力があるので目的と価値の対話を通して気づき、考えて自ら発揮していくことを示しております。本日の対話も皆さんの潜在能力を発揮する気づきになればと考えております。世界に手本のない漢方薬・中薬ビジネスを開拓して、誰からも信頼される〝人〟の集団になっている状態を目指します。世界に手本がないので困難なことや逆境も乗り越え信頼される人の集団へとなっていく〝人のツムラ〟を20年越しで求めていきます。人の力が企業にとっては一番大事だということ、また、チーム（組織）で関係性を高めてチーム力を発揮してもらいたいということになります。

・目指すべき人財像、目指すべき組織像

〝人のツムラ〟を20年越しで追い求めています。皆さんもおわかりのように「志・情熱、使命感」をもち、「プロフェッショナル」として、「自立」的に行動し、「利他」の心で判断できる人財を目指しています。人の力の結集が組織の力、組織の力が会社の力です。

そして目指すべき組織は、各自が強みを発揮して弱みを補い合う「漢方薬的組織」です。

漢方薬は複数の組み合わせで構成されています。生薬には多くの成分があり、薬理作用が認められています。個々に力があり、個性があります。漢方薬に配合された生薬はそれぞれの役割から、中心生薬を君薬、君薬の作用を補助し、強める臣薬、君臣薬の効果を調節する佐薬、君臣佐薬の補助的な役割や作用を調整する使薬という4つで「君臣佐使」というものがあります。

生薬単体でも効果はありますが、他の生薬との組み合わせや役割に応じてチームを編成しているのです。営業の方とか漢方に詳しい方には釈迦に説法でしょうが、組織のあり方として、生薬が人であれば漢方薬は部門（組織）、生薬が部門（組織）であれば漢方薬を会社と捉えて、漢方薬的組織の調和こそ、目指すべき人財像、目指すべき組織像であるということです。一人ひとりが実力を高め、組織の目的に合った役割に応じた力を発揮しながらチームで大きな成果を上げる。そのためには、一人ひとりの強みを発揮して、弱みはメンバーで補うことが大切です。得意なこと、強みを自らの力で発揮してほしいと思います。私は、年間100人以上の1on1を実施していますが、すべての人にすばらしい考えがあります。上長はぜひ、信じて任せてあげれば潜在能力を発揮できると思います。

・基本基調（伝統と革新）

「伝統と革新」は、ツムラグループの基本基調です。基本基調とは「会社と社員の行動の根底にある考え方であり、企業姿勢や企業風土へ、最終的には企業文化へとつながっていくもの」で、ツムラグループに脈々と受け継がれてきたものです。伝統とは守るべきことは守ることであり、それには、歴史と正しく向き合うことになります。そのためにも、私は、中将姫、初代津村重舎、2代津村重舎の考え方、精神を学ぶことが大切だと信じています。革新とは、変えるべきところは変えることであり、「未来の創造に向けて果敢に挑戦する精神」になります。「価値を見出す力」、「価値を信じる力」で、「お客様のため、患者様のため、社会のために、良いものを提供する」ことにチャレンジすることが大切です。去年と今年で同じことをやっていたら、それは衰退になります。去年よりも進化していくことを心がけてください。

プリンシプル、パーパス、経営理念・企業使命、サステナビリティビジョン・長期経営ビジョン、目指すべき人財像・目指すべき組織像の一貫性を理解してもらいたい。そのことをまとめたものが「ツムラグループDNAピラミッド」です。その全体像を話させていただきました。今回一回で全部を理解しようとしなくても大丈夫です。まずはパーパスを掲げた理念体系の全体像を把握してください。繰り返し〝対話〟していくうちに、理解が深まっていくと思います。

自分の言葉に置き換える

■パーパスを考える

村田　白板を使って説明しながら、皆さんと対話するイメージで話してきました。ここで皆さんも考える時間、話す時間にしていきたいと思います。問いをさせていただきます。

「『一人ひとりの、生きるに、活きる。』というパーパスについて、皆さんはどんなイメージをもっていますか？」

これを1対1のミングルのかたちで話していただきましょう。ミングルとは、交じり合うとか、お互いに話し合うという意味です。1対1、1on1ですね。

ブレイクアウトのなかでAさん、Bさんを決めてください。一人が大体1分から1分半話してください。

Aさんが「私はこう思います」と話します。Bさんはそれを聞いてあげてください。Aさんが話し終わったら、今度はBさんが「私はこう思います」と話して、それをAさんが聞きます。

これは「話す」「聞く」ことに意義があります。それが正しいとか間違っていると評価するものではありません。自分の考えを言葉にして表面化させることによって、内在化したものが表に出てきます。聞く側の人は、「なるほど、そういうことか」とか「そういう理解もできるんだなぁ」と受けとめる姿勢で相手の話を聞いてください。

組み合わせは、機械が自動的に分けています。場合によっては三人組のところも出てくると思います。何人かで集合して受講されているところは、そのメンバー内で二人組をつくってください。

では5分間でやりましょう。よろしくお願いします。

ブレイクアウトルームでそれぞれ対話　制限時間　5分

村田　はい、今度は、相手を替えてもう一度話してもらいます。内容は先ほどと同じ**「『一人ひとりの、生きるに、活きる。』というパーパスについて、皆さんはどんなイメージをもっていますか？」**です。時間はまた5分です。

ブレイクアウトルームでそれぞれ対話　制限時間　5分

村田　フィードバックがあるといいので、時間があれば後で皆さんに訊いてみたいと思います。

1時間経過しましたので、ここで一旦休憩を10分取ります。

■健康とは何だろうか？

村田　時間になりましたので再開します。

本日は、白板等を使ってお話しした後に皆さんで対話していく形式で進めています。

さて、次の問いは、「**健康とは？**」です。

思うところをまずチャットに入れてください。チャットも自分の考えをアウトプットすることにより整理できてきます。その後にブレイクアウトルームで対話を行います。今度は少し人数を多めに設定してやります。

続々とチャットに入ってきていますね。

「心身が充実している」

「健やかであること」

「心身ともに健全であること」

「元気で不調なし」

「快適な生活が送れる状態」

「すべてが満たされている」

「充実してイキイキとしている」

「生きるために重要なこと」

「充実した生活をする上で必要な状態」……。

いろいろな回答が入ってきています。今日のように大人数のときにみんなで感想などを共有したいときは、チャットを使うと便利ですね。

では、今度は5人のグループに分かれて「**健康とは？**」について対話をしていただきます。グループのどなたかが司会役を務めて、一人ひとりに話していただきましょう。5人で10分間やります。


ブレイクアウトルームでそれぞれ対話　制限時間　10分

＊各グループ手挙げで共有します。

視点を変えて理解する

■理念経営フレームワークの解説

村田　では、少しまとめます。先ほど「ツムラグループDNAピラミッド」を書きました。今度はそれを実践するときにどういう位置づけなのかということを、パーパスを掲げた理念経営のフレームワーク（83ページの図参照）を白板に書いていきます。

どのように、実践に結びつければよいかを各自考えながらイメージしてみてください。

ピラミッドは概念的なものですので、それを実践バージョンにしてみました。

まずプリンシプルというのはどこに位置づけられるかというと、最上位の概念が「順天の精神」です。順天の精神は、創業以来、事業を行う上で守り続けている精神で、原理・原則、自然の理法に基づいているということですから、お天道様が見ているとか、よくいうように天に順っていること。悪いことはしない。正しいことをする。お客様のため、社会のためになることをする。「順天の精神」は全体の背骨、中心になる考え方なので、一番上に、全体にかかるように書いてあります。

左側にパーパス（究極に成し遂げる事業の志）「一人ひとりの、生きるに、活きる。」が入り、その並びの基本理念（経営理念と企業使命）からスタートします。会社もここからスタートしています。この基本理念というのはある程度永久的に続くわけです。創業時の基本的な価値観だったり、創業者の信念だったり、存在意義だったり、企業の使命、目的とか、そういうものを追い求め続ける。

事業や行動を行う上での拠りどころになるものです。判断に迷う、困ったら、理念に立ち返ることや照らし合わせて考えるとよいと思います。目標の達成意欲も増すといわれております。

ビジョンはサステナビリティビジョンと長期経営ビジョンです。長期経営ビジョンのゴールは２０３１年です。サステナビリティビジョンも、世界的に自然環境へ配慮しながら温暖化をなくしていき持続可能な社会をつくるなど国の方向性が出ています。これも一人ひとりがいま、何ができるかということになります。

バックキャストという考え方があります。バックキャストの考え方、捉え方は、仕事においても、皆さん方の人生においても、必ずプラスになると思います。

バックキャストとは、将来の「あるべき姿」から考えます。例えば、あるべき姿が山の頂上など、かなり高いところにある。登頂するのは簡単ではありません。でも、山の頂上を目指そうとしたときに、将来像が具体的になるわけです。だから、「こうありたい」というゴールを決めて、そこから逆算して、いま何をしたらいいかを考えるという思考法です。

皆さん結構この考え方を日常で実践していると思います。例えば、家族を幸せにしたいという目的があれば、具体的にビジョンとして、何年後には家を建てたい。いまから、お金を貯めようという目標ができます。子どもの教育でも同じです、何年後には子どもが大学生になるという将来像があると、それまでにはどのような進路や塾などに通わせようかと考えますね。例えば10年後のあるべき姿に向かい、5年後には3年後、1年後にはどのような状態であるべきか。こういう考え方をしたほうが、確実にゴールにたどりつけるわけです。

「あるべき姿」を決めると、間違いなく近づくことができる。到達できないこともあるかもしれませんが、そのときは、「これがいけなかった」とか「次はこうやればできるな」というのがわかります。これが、バックキャストの考え方です。

ゴールがものすごく遠いように見えても、中期とか長期で考えてそこまで行く道が見えていれば、そこに近づくことができます。

長期経営ビジョンの実現に向かい、外部環境分析や内部環境分析を行い、事業の戦略を立案いたします。事業戦略の定義は「長期的な将来を見据え、新たな市場を創造し、それによって人々の幸福度を増進させるもの。持続可能な社会と企業の共通価値を共創し、長期的な公共利益の最大化」を目指すものとあります。

外部の環境はコントロール不可能で、内部の環境はコントロール可能です。内部環境は、基本的には組織や会社そのものです。組織のなかに人がいて、物を作ったり、研究したり、品質をチェックしたり。それから、お金（経費）は効果的に使用していきます。情報も有意義に活用するものです。

目指すべき組織像というのがありましたけど、漢方薬的組織を目指します。人の力を生かす。商品の品質を上げる、社会に喜ばれる良いものを提供できるかと考える。ここはコントロール可能で、組織力は自分たちで向上させることもできますし、低下させてしまうこともあります。

組織に所属する人には、強み、弱みがあるものです。文章力がある人、行動力がある人、資料整理がうまい人、営業が得意な人等、リーダーは周りの人が、どんな強みをもっているのかを把握することが大事だと思います。強みであれば、自ら考え、行動できるので、潜在能力が発揮できる可能性が高まります。

外部環境の変化に内部の力を迅速に対応できるかが大切であると思います。外部環境は日々さまざまに変化していきます。その変化に対応できるのは、人・組織になります。ですから、人財・組織が潜在能力を発揮して対応していくことが大切です。

当社の事業は、国内の事業が医療用医薬品とヘルスケア事業になります。中国、米国ではR＆Dですね。新規事業も開始しています。事業を通して社会の一人ひとりに合った商品を提案して社会の人に健康や幸福を提供するウェルビーイングの考え方です。

社会の人は、商品とサービスでしか受け取れません。医療用であれば医師の処方や薬剤師から受け取れる。一般用であれば商品を買っていただけます。良い商品を提供していくことが使命ではないでしょうか。

サービスとは、我々社員が、お客様などと接するときの、礼儀、熱意、思いやり、商品知識等が大切だということになります。

次に目標ですが、社会とかお客様とか患者様は、目標にはあまり興味がありません。社内では大事ですが、社会の人々は、いい商品やいいサービスを提供されるところに喜びがあると思います。「ツムラの商品で身体の不調が治った、健康になった」と思う。それがお客様の喜びです。

ですから、当社の成果の定義は、「良い変化を社会にもたらすこと」です。成果と業績は違います。「いい商品」であれば、処方していただく、買っていただけます、喜んでいただけると、売り上げが上がります。成果が先で、結果（業績）は後からついてくるのです。この順番を間違えてはいけません。

社長も、よく、「成果と業績は違います」と繰り返し話をしていますね。

「一人ひとりの、生きるに、活きる。」という50年後、１００年後の「究極的に成し遂げる事業の志」を目指しながら、パーパスを掲げた理念経営を今後も実践していきます。

事業の中心は社会を幸福にしましょうとか、健康にしましょうです。継続活動して、お客様に起こる良い変化を成果として、みんなで作り上げた商品が製品として提供したときによろこばれて、結果として売り上げが上がる。それはみんなで力を合わせて考えていかなければなりません。だから、部門を超えて、いろいろなことにチャレンジしていくのが大事です。今日はこの全体像をご理解いただきたい。

社会から見た、企業とはどんなことを目指すべきなのか。それをやっていくことによって、皆さんの働きがいも上がっていく。働く幸せを強く感じることができる。経済的幸せも大事なことなので、そういうことも併せて実現させていける会社を目指していきましょう、ということです。

ここで5分休憩します。この後は、目的と価値を求心力とした対話というテーマになります。

「対話」について考える

■対話とはどういうものか？

池田　それでは再開させていただきます。

先ほど村田さんから、パーパスを掲げた理念経営についてお話しいただきました。社会とか、お客様、患者様に対して、良い変化を提供すること、与えることが成果だということで、そのために我々は存在している、企業活動を行っているというお話でした。

我々が社会に対して、お客様に対して、良い変化を与えるためには何が必要か。

それが「対話」です。我々は「目的と価値を求心力とした対話」ということを謳っていますが、これをわかりやすく言いますと、「我々は何のためにやっているのか。対話を通じてよりお互いに深め合って、さらに企業活動を増していこう。グループの経営をよくしていこう」というところに行き着くと思います。

そもそも「**対話とはどういうものなのか**」。これを皆さんと共有したいと思います。まずはチャットで思いつくところを入力いただけますでしょうか。2分ほど時間を取ります。では、よろしくお願いいたします。

早速ありがとうございます。いろいろ挙がってきています。

「意思疎通と相互理解」

「お互いの考えの共有」

「双方向、対等な意見交換、コミュニケーション」

「その人のことを理解する」

「人と人が話し合い、共有する相互コミュニケーション」

「心と心のやり取り」

「互いを理解し、すり合わせる」

「お互いの考え方の交換会」

「考え、思いの共有」

「相手に自分の意思を伝える手段」

「意見のキャッチボール」

「想いの共有」

「対話は話すことで自分の情報を整理する。聞くことで新たな情報を整理する」……。

すばらしく早くレスポンスいただきまして、ありがとうございます。皆さん、本当にさまざまなお考えをもっていますね。

では、ここでまた5人ほどでグループをつくり、10分間時間を取りたいと思います。いま、皆さんがそれぞれチャットに書いていただいた内容を基に、「対話とはどういうものなのか」対話とはどういうことかについて、話し合ってください。


ブレイクアウトルームでそれぞれ対話　制限時間　10分

■対話を掘り下げる

村田　ブレイクアウトで対話についていろいろと意見交換し、深めていただいたと思います。ここから、白井さん、石川さんにお入りいただいて、対話とはどういうものかについてもお話しいただきます。お二人ともよろしくお願いいたします。

白井　皆さん、今日もよろしくお願いいたします。

石川　よろしくお願いします。

白井　対話とはどういうものか、皆さんのチャットに上がったものそのものだと思います。ちょっと手短に私の見解を述べさせていただきます。

私は、対話とは一人ひとりのもっている潜在能力を開発、発揮する手段だと思っています。例えば資源。資源はそのままでは価値がありません。資源は有効活用することで初めて資源としての価値が生まれます。私たちのなかに内在しているもの、潜在能力、これも表に出さない限りは価値あるものにはなりません。埋もれさせたままでは、もったいないですね。自分たちのなかに内在している一人ひとりの考えやアイデア、内に秘めたものを安心・安全な空間のなかで自由に出し合う。アウトプットすることで考えがより整理できて、アウトプットしながら新しいアイデアが浮かんでくる。何よりなかにあるものを出すことで、すっきりする。アウトプットし合うということは、非常に効果があるわけです。

大事なのは、全員がテーブルの上に考えやアイデアをすべて出すことです。では、考えやアイデアが浮かばない人はどうしたらいいのか。人の考えやアイデアを「聴く」のです。テーブルには自分にない考え方やアイデアがたくさん載っています。それをお借りするわけですね。お借りして、「自分はそれに対してこう思う」とか「こんなふうにも考えられる」といった自分独自の考えを入れることで、単なる借り物ではなくて、自分のものにできます。考えをもっている人も、思い浮かばなかった人も、テーブルに出して揉むことで、お互いに非常に大きなメリットになるわけです。

対話と似た言葉に「会話」がありますね。対話と会話の違いは何か。会話にはゴールがありませんが、対話にはゴールがある。目的、目標、どういう状態をつくりたいのかというゴールがあります。そのゴールに向けて、テーブルに載っているものから何がいま一番効果的なんだろうかということを考えていきます。出し合ったアイデアから一番いいものをみんなで探して答えを出していく。このことで全員が参加し、全員が自分事として考えて、目指すものに近づいていく。これが私は対話だと思っています。

石川　対話とはどういうものか、皆さんがいろいろ出してくださった通りだと思います。いま白井さんがお話ししてくださった「会話と対話は違う」というところをちょっと押さえておきましょう。

会話とは言葉のやり取りです。対話ももちろん言葉のやり取りなんですが、言葉の背景にある相手の思い、考え、価値観まで共有するというところが対話かなと私は思っています。つまり、「違いはあっていいよね」と受けとめるだけでなく、「その違いは、この人のどういう思いから生まれてきたのかな?」ということに思いを馳せて、相手を理解しようとすることで、もっと深みが増していったり、よりよい方法が引き出されたり、潜在能力が引き出されていくという効果があります。

単なる言葉のやり取りだけだと、「勝ち負けのコミュニケーション」になりがちなところがあります。相手の考えの背景にある意味や価値を理解し合うためには、お互いに「尊重し合うコミュニケーション」を取ることが大切で、コーチングはそれに効果的なのです。

午後から、皆さんと対話を通して力を引き出していくことを学んでいく時間にしたいと思っていますので、どうぞよろしくお願いします。

村田　ありがとうございました。

対話とは、一人ひとりの考えをテーブルに出していきます。Aさんどうですか、Bさんどうですか、Cさんどうですかと、いろいろな考えをテーブルの上に載せていくんだというイメージをもってください。

よくありがちなのが、何か話をしたら「でもね」と返ってくるケース。何でも話していいよと言いながら、「でも」という言葉で、相手の話を否定してかかっている。そうなると、対話は成立しないんです。とにかく、相手の言うことを一旦聞く。受け入れることが大事です。自分の主張がある場合、相手と意見が異なる場合はつい言いたくなりますが、自分とは異なる主張や意見でも、自分よりいい考えかもしれません。

話が進まず、ぐるぐる回ってしまうようなこともありますね。それは、Aさんも、Bさんも「自己主張」している。主張することも悪くないですよ、それで生まれるものは悪くない。ただ、対話にはゴールがある。どこを目指すというのがはっきりしていると、みんながそこに向かっていくという意識になれるので、自分の考えだけを主張しようとしなくなります。対話というのはゴールを設けていることで、みんなが同じ方向を向いていけるわけですね。

村田　2017年度以降、ツムラの〝対話〟「ミングル」「車座」というところで、こういったかたちでずっと繰り返し車座になって意見交換をして進めてきました。虚心坦懐に、包み隠さず、その場できちんと自分が考えるところを素直に話す。それも立場とか役割とかそういうものを超えて、車座になるという位置関係自体も意味があるとされています。同じ立場に皆が会して、思ったことを素直に伝え合う。円になって座ってやったり、ミングルで直接1対1でお互いに話し合ったりということをずっと繰り返してやってきましたね。オンラインになっても、対話を大事にしていこうという方針は変わらずにやっていきます。

池田　私も、自分を振り返ってみて、相手が言ったことを否定したり、ばっさり切ったりしてしまったことがありました。逆に人からされると、つらいですよね。「おまえの言っていることなんて意味ない」みたいに言われたら、その後、自由に言いたいことも言えなくなる。それどころか、自分の考えを言うことが恐怖になってしまう。本当は考えがあるんだけど、否定されたら嫌な思いをすると、罵声を浴びせられるのも怖いから、言わずにおこうか、となってしまう。

よく心理的安全性といいますが、のびのび話せる環境づくりはとても大切です。

心理的安全性の話をすると、「何を話してもいいとか言うから、ゆるくなってしまう」という話がありますが、ゴールを設定してみんなで高いところを目指そうという姿勢だと、ゆるくはならないいんですね。むしろ発展性がある話になっていくし、ゴールへ向かうみんなの意識が一体感を生んで、ワクワク、イキイキしてきます。

「対話を通して潜在能力を発揮する」とはどういうことか

■対話のセオリー

村田　この〝対話〟のセオリーの図（115ページ参照）、複雑でよくわからないというイメージがあるかもしれません。もっとも、真ん中のピラミッドについて、先ほど説明したことで、始まる前より理解が進んでいるのではないでしょうか。繰り返し聞いているうちに、頭の整理ができてくると思います。

向かって右側が理念浸透。「歴史観・事業観・世界観・人間観」とあります。〇〇観とは「物事の本質（根本）を押さえた考え方」と整理することができます。先々が見通せない不連続の時代であって、枝葉末節ではなく物事の本質を押さえた考え方が大切とされ、新聞や書籍、テレビなどでも歴史観や人間観という言葉を目にする機会が増えてきていると思います。

【歴史観】は、昔の歴史を振り返り、歴史と向き合い、未来をどう考えるか。【事業観】は、事業ってどんなことをやっていたのか、社会公益とは、意義ある事業とは。【世界観】は広い視野で世界を見据え、どんな世界にしていけば、よりよい社会を実現していくには。【人間観】は、我々はどこから来たのか、我々は何者か、どこに行くのか、順天の精神。などとなります。「歴史観・事業観・世界観・人間観」は皆さんそれぞれだと思います。正しく歴史を振り返り未来に向けていくとよいと、感じています。

みんなで対話により相互に理解し合うことが、メンバー間の「関係の質」を高めていく上で重要であると思います。

当社独自の対話文化を体系化した「ツムラ〝対話〟のセオリー」の長期経営ビジョンにある、「目的・価値を求心力とした対話により自身の潜在能力を発揮する企業文化の醸成」を目指し、すべての役職員が「ツムラグループDNAピラミッド」の考え方等について対話する、理念浸透オフサイトミーティングを2017年から継続的に実施しています。本日は初めての方もいらっしゃると思います。当社のオフサイトミーティングの独自性は「まずは執行役員から始める、5つの対話のルールを大切にする、話すことは考えることとして1on1（ミングル）を積極的に取り入れる、職場の実践とサーベイというPDCAサイクルを確立する」です。皆さん、この「ツムラ〝対話〟のセオリー」を各職場で実施してみてください。

さらに115ページの図の左側にいくと、「関係の質」を高めることを目的としてコーチングの文化づくりを進めています。各職場での対話によるコーチングやチームビルディングにより、潜在能力を発揮し、チームとしての大きな成果を得て、ビジョンの実現を目指しています。理念浸透はゴール（目的）の共有です。そして、コーチングは、傾聴、承認、問いかける、考える、分かち合う等でゴールに向けてメンバーに関わり合うためのコミュニケーションです。2つの機能をつなぎ合わせ、すべての人がゴールに向けてリーダーシップ（役割と責任）を発揮し合う組織を作るのがチームビルディングになります。「関係の質」を高めて、「思考の質」「行動の質」「結果の質」を循環していく成功の循環モデルという理論があります。これは、十分に活用できる理論であります。ぜひ、実践に活用していきたいと思います。

■組織の成功循環モデル

村田　これはコーチングで白井さんに解説いただいていることをまとめた図（103ページ参照）です。

「関係の質」がよくならないといい結果につながらない。グッドサイクルのところは関係の質を上げるのが大事です。感謝・承認・尊重することがまず大事だと。それがきちんとできている組織では、メンバーの思考の質が解決志向になり、自発的に考える。そうすると、自分事として捉えて自分から動き出すので、結果も自ずとよくなっていく。さらに関係の質もよくなるので、どんどんいいほうにいく、ということです。

バッドサイクルは逆に結果追及なので、結果から見ていく。なぜおまえはできないんだと。責任を取れぐらいの感じで言われてしまって責められますので、関係の質は悪化しますよね。「なんでそんなことを言われなきゃいけないんだ、一生懸命頑張っているのに」と思って頭に来て、自分から考えなくなってしまう。何をしたところで、いろいろ言われるんだろうと思うと、言われたことだけやっていればいいだろう、というようになってしまいます。そうすると、行動も受け身になってしまう。自発的なものから程遠いものになって、何でも他責にしてしまう。結果も当然悪くなりますので、さらに関係も悪化してしまう。組織で働く人のお互いの立場、役割を超えて、リスペクトして、感謝とか承認とか尊重というごく人として当たり前のことをきちっとやっていけば、組織はよくなるんだということをいつもお話しいただいたように思います。

ビジョンに対する具体的な考え方を培う

■ビジョン実現のために何をやるか

村田　未来のことを考えていくと関係の質が良くなる、グッドサイクルにいくという話がありましたが、ビジョンですね。皆さん、これから全グループ一丸となって目指していくビジョンについて考えたいと思います。「**いま掲げているビジョンを実現すると、どんな**

声が聞こえますか、どんな風景が見えますか」というのを、チャットでお答え願います。

「患者さんの笑顔が見える」
「人々の笑顔と明るい笑い声」
「平和な世の中」
「称賛・感謝」
「明るい未来」
「peaceful」
「達成感、健康を取り戻した人々の笑顔」
「大変だったことが大変でなくなる」
「営業所の雰囲気がよくなり、いい集団になっていく」

ポジティブなワードが並んでいますね。ありがとうございます。見ているだけでもポジティブになりますね。

続けて、「**ビジョン実現のために、あなた自身は何をしていきますか？**」、我々一人ひとり何をしていこうと思うかをチャットでお願いいたします。

「ガイドライン掲載に向けたエビデンスを構築していく」
「気づきの実践」
「率先垂範」
「現状にとどまらず、チームにいい影響を与える」

「一人でも多くの方々に漢方の正しい情報を伝える」

「漢方を普及していく」

「置かれた立場で役割を果たす」

「エビデンスを創出していく」

「適正使用を推進する」

「あるべき目標を目指す」

「基本の徹底」

「やるべきことをこなす」

「情報共有をしていく」

「計画、実行、修正を繰り返していく」

「設定した課題を解決、目の前の目標に全力になる」

「『人のためになること』を実践する」

「成功をイメージして行動する」……。

皆さん、たくさんのご自身の行動、今後やっていくべきことをしっかり意識されていますね。ありがとうございます。

■ビジョンまとめ

村田　皆さん、ありがとうございます。

「ツムラグループDNAピラミッド」中心の対話を進めてきました。「ツムラグループDNAピラミッド」は羅針盤とも言えます。経営そのものであり、経営の心です。「一人ひとりの、生きるに、活きる。とは」「健康とは」「パーパスを掲げた理念経営のフレームワーク」「ツムラ〝対話〟のセオリー」そして、「長期経営ビジョン」で3つのP(PHC、PDS、PAD)のあるべき姿が実現すると、周りから「どんな声が聞こえますか、どんな風景が見えますか」と問いかけました。想像すると10年後に思考が飛んでいきます、質問は時空を超えていくと言います。こんな社会になるな、こんな世界になるな、ツムラはこんな状態にしたいな、などが想像できてきます。ああ、いい社会だなって思えば、今度は、自分の内側に答えを探しにいきます。それを実現するために、自分は何をやればいいだろうかと考えると、自分事になっていきます。そのことが最も大切です。ぜひ、自分事にして行動していくことを勧めます。

最後の目指すべき人物像、組織像というところは、志、情熱、使命感をもって、プロフェッショナル、漢方のことだったら、漢方が一番わかっているプロですし、品質だったら品質のプロ、皆さんはプロフェッショナルであるけれど、志とか情熱とか使命感とか熱量って結構必要で、それを自分のなかでボルテージを上げながらやっていって、影響を出していく。

そして自立。自ら考え、自ら行動することを自立とすると、成功確率が上がると思います。依存しているより、自立して物事をやっていきましょう。

そして、利他。社会のためを考える。利他の精神は利益の「利」に「他」で、周りにいいものを出していく。ただし、これによって自分がぼろぼろになっては駄目です。相手も自分もいい状態になるのが利他の精神。

そういうことを心がけながら、組織のなかで強みの足し算、強みの掛け算になるといいというのが、目指すべき組織像です。

「パーパスを掲げた理念経営」の体系の全体像をお話しさせていただきました。今後も繰り返し実施していきます。継続していただいて、理解を深めていってください。皆さんの力の集まりが組織です。組織の力の結集が会社で、ぜひ、その力を社会に役立てていただきたいと思います。

今後も「ツムラグループDNAピラミッド」を基本として理解し活動してください。

午前中のカリキュラムはこれで終了です。昼食休憩は1時間、午後の部は1時スタートで3時半までコーチ・ミーティングの時間となります。

〔午後の部〕

コーチングで対話の力を磨く

■対話を深めるコーチ・ミーティング

白井　では、午後の部を開始します。午前の理念浸透、志を掲げる理念経営の考え方、我々もたくさん学ばせていただきました。対話のところで私たちも少しメッセージをお伝えさせていただきましたが、コーチ・ミーティングでも対話を深めていきます。

私たちは、それぞれがいろんな価値観をもって、いろんな考えをもち、さまざまなアイデアが皆さんに内在しています。それをなかなか出せないのは、いろんな怖れがあるわけですね。「これを言うと、どう思われるのかな」「何か言われるんじゃないのかな」と怖れて、外に出さずにしまっている場合が多いです。内在するものというのは大きな資源ですから、これを表に出していく。どうやったら出せるのか、コーチングでもたくさん学びましたね。

何か意見やアイデアを出したら、「意見を出してくれてありがとう」「本音を伝えてくれてありがとう」「一番先に勇気をもって手を挙げて発表してくれてありがとう」。すべて「ありがとう」という気持ちで返す。そうすると「ああ、思ったことを言っていいんだ」「自由に自分の考えを伝えてよかったんだ」という気持ちになり、どんどん話しやすくなる。すっきり感もある。そして、お互いがその出たものから学ぶことができる。これが対話です。

けれども、なかなか出せない空気ってありますよね。

批判されるというのは怖いですよね。批判されたら「ああ、やっぱり言わないほうがいいかな」と、だんだん出なくなります。出すことがまず大事で、そこに対してまずありがとうという気持ちが大事です。批判は、出せない雰囲気をつくってしまっているんですよね。その人のなかにあるものを出させない。ということは、組織には人数分の考え、アイデアがあるのに、それが出てこない要因をつくってしまうのは、組織として大きなマイナス要因です。ですから、このコーチ・ミーティングでは、みんな思う存分に内在している考えやアイデアを全員が出し合う。そういうのをぜひ体感してほしいです。

石川　毎年やらせていただいていますけど、私は「ここまで来たのかツムラさん」と感慨深いものがあります。役職も超越し、部門・職場も超越し、ほとんど「初めまして」という感じの方ともこうして顔を合わせて対話する。目指すところ、理念に向かって、対話をされる。こういう場があるのは本当にすばらしいことだと思います。お互いの情報交換やお仕事に対する理解もまた深まる、そんな時間になるんじゃないかなと思っています。

この時間のねらいとしては、皆さんに対話を体感していただきたい。こんな価値があるんだなとか、こんな効果があるんだなということをぜひ体感していただきたいと思っています。そこでコーチングの考え方とかスキルなどを使っていただくと、より促進されます。そんなことの学びもまた深めていただきたいですし、目的と価値を求心力として、そこに向かって対話によってお互いの潜在能力を引き出していくってすばらしくないですか。

白井　すばらしいです。お互いがお互いの潜在能力を引き出し合う。

石川　そうそう。そういう文化を創りましょうよという会社に向かって、自分たちは何ができるのかということを自分事として考えていただく、そんな時間になればなと思っております。どうぞよろしくお願いします。

白井　よろしくお願いします（拍手）。

■対話の促進のために日常的に何をやっているか

石川　早速対話に入りましょうか。皆さん、午前中からすでに何回かコミュニケーションを繰り返されているので、慣れてこられていると思いますが、コーチ・ミーティングとしては久しぶりです。なので、日ごろ現場でコーチングの実践であったり、対話をどのように実践されているのか。そのあたりの情報交換からいきたいなと思っています。

3、4名のグループをつくります。日ごろ現場で実践されていることのなかで、意識的に、こうすると対話が促進されるんじゃないか、こうすると職場でいいコミュニケーションにつながっていくんじゃないか。意識してなさっていること、実践されて感じられていることをぜひたくさん情報共有していただける時間にしていきたいと思います。

白井　さまざまな役職、さまざまな部署の方がいますので、とても勉強になりますし、何かをお互い生かしていけますので、自由にコミュニケーションを取っていただければと思います。

石川　はい。どんな雰囲気ですか、みたいなことも含めて共有してきてください。

白井　時間は12分ぐらい取りましょうか。

石川　では、皆さん、「**日ごろ、対話を促進するためにどんなことを心がけて実践されていますか？**」。自由に情報交換しましょう。では、行ってらっしゃい。

白井　行ってらっしゃい。

ブレイクアウトルームでそれぞれ対話　制限時間　12分

白井　皆さん、お帰りなさい。

石川　お帰りなさい。どんなお話をされたでしょうか。どんなことが印象に残りましたか。ほかの方のお話のなかからどんなことが参考になりましたか、印象に残りましたかということ、ご自身が話されたことでもいいです。全員で共有したいので、チャットで教えていただきましょうか。より質の高い対話のために意識していること、情報交換を通して印象に残ったこと、参考になったことをぜひ自由に上げてみてください。

白井　ありがとうございます。

「挨拶」
「最初の印象によって対話の質が変わる」

石川　たくさん上げていただきました。皆さん実践されているんですね。すばらしい、すばらしい。とくに、この人の話をもう少し詳しく聞いてみたいということがありますか。手を挙げにくければチャットでも結構です。

ではAさん、チャットに「部門ごとでなく、特性によって対応を変えられているのが印象に残りました」というコメントを書かれていましたね。そのお話をしていただけますか。

Aさん　ありがとうございます。結構かたい書き方をしたかもしれないんですけど、今回お話しされた方が、研究地区の方とか、医薬のMRの方とか、本社で中国からの生薬輸入に関わる業務の方とか、いろいろな方がいらっしゃったんですけど、例えば研究所の方は、実験等で実際に会社に出られたとき、その部門が大所帯なので、皆さんとコミュニケーションを取る機会がなかなか難しくて、せっかくお話ししてきてくださった方には手を止めて、しっかりお話を聞くようにしている。MRさんは、Webでお話しされる方にもしっかり相づち等を打って、向こうにちゃんと話を聞いてもらっていると感じてもらうように工夫している。生薬を輸入している方は中国の方とのコミュニケーションが多いなか、チャットが中心になって、文章だけだと伝わり切らないことがあるので、適度に顔見せでビデオ等を活用してコミュニケーションを取っている。本当に皆さん、場面に応じたコミュニケーションを意識されているんですよね。そういうところが印象に残ったので、チャットに書かせていただきました。

白井　はい、ありがとうございます。

石川　ありがとうございます（拍手）。状況によって、この部署だとコミュニケーションを取りにくいときはチャットを使ってみるとか、顔を出してみるとか、工夫して変えていくというのはとても大切ですね。

白井　皆さん、非常に工夫しながら実践しているなというのを感じましたね。傾聴も多かったんですけど、仕事で傾聴を意識するだけでなく、家庭で奥さんに対して傾聴を心がけたというのもありましたね。Ｂさん、お話しいただけますか（笑）。

Bさん　私は単身赴任歴が長く、12年間単身赴任しておりまして、6年前に戻ってきました。もうすでに子どもたちも巣立っておりまして、家にいるのは妻と猫だけ（笑声）。単身赴任中、1、2か月に1回帰ってくるときは、妻はとても優しかったんですけれど、いざ帰ってみますと、自分の居場所がない。会話も成り立たない。それで、コーチングで勉強いたしました傾聴を心がけてみましたが、妻が話してくると、つい、こっちがしゃべっちゃうんですよ。全部聞く前に、それはこうだろうみたいな感じで。それで、いまだに居場所がないような状況です（笑声）。家のなかでできないことが、仕事上でできるかと肝に銘じまして、ここ1、2年はちゃんと最後まで話を聞いて、それから自分の意見を伝えるように、妻に対しても猫に対しても心がけている次第です。失礼いたしました。

白井　ありがとうございます（拍手）。身近な人ほどなかなかできなくなるんですね。いつでも聞ける、もうわかり合っているだろうというところで、最後まで聞けないということはあります。身近な人にできるようになると、仕事上でもということなんですね。

石川　よく身近な人にできないことで悩まれる方は多いですよ。身近な人にもできない私とおっしゃいますが、身近な人が最難関なのです。それをコーチングで変えたいとおっしゃる方もいます。何で身内にはこんな辛辣な言葉を言っているんだというときがありまして、本当にそこができるようになると、職場はそんなに難しくないのかなと思います。

白井　猫を介してコミュニケーションを取っているというお話。この間、私は面白い話を聞きました。ペットをすごく大切にしている方に「魅力ってどういうところにあるんですか」と訊いたんですよ。そうしたら、「文句を言わず、否定もせずに、じっと聞いてくれるんだ。だから、かわいくて仕方がない」と言うんですよ。ペットは否定しない。よけいな口を挟まない。最後まで聞いてくれる。それを聞いて、人はやっぱり「自分の話を聴いてもらえている」と感じられることがとても大切なんだなと感じました。

石川　コミュニケーションのなかに「完了感」をつくってあげると、相手との関係性が非常に高まりますよね。完了感とは、簡単に言うと「すっきり感」です。よく白井さんが、コミュニケーションはキャッチボール、言葉はキャッチボールとおっしゃっていますが、相手の言葉をきちんと受け取ってあげる。その上で、相手が受け止めやすいようにこちらから投げかける。返ってきたら、またきちんと受け取ってあげる。これを繰り返していると、気持ちがすっきりして、完了感がどんどん芽生えていきます。ところが、話している途中で口を挟まれたり、話をすり替えられたりすると、「いま、そういうことが話したいわけではないのに……」「そっちにもっていかないで」みたいな状態だと、未完了感が起き、もやもやします。

コミュニケーションを取っていて、もやもやを感じさせる人とはちょっと距離を置きたくなるんです。この人は完了感を感じさせてくれる。否定しないで最後まで聞いてくれることが一番いいんですけど、対話のなかで、相手の言葉をきちんと受け取る、そして相手の言っていることに対して、きちんと言葉を投げ返す、という意識をするようにすると、すっきり感、完了感は、より促進されますし、信頼関係ができやすくなります。

白井　投げたボールをちゃんと取ってくれることって、大切ですよね。投げたのにスルーされると嫌な気持ちになりますし、強いボールを投げ返されたりすると、何か否定されているとか、怒りをぶつけられている感じになると、怖れが生まれたりします。ちゃんと受け取ってくれて、取りやすいボールを投げ返してもらえると、すっきりしますよね。どうもありがとうございます（拍手）。

石川　ありがとうございます。いかがでしょうか。ほかに、この人の話を聞いてみたいなどありましたら。ではCさん。

Cさん　私、3月までは組織的に後輩がいなかったので、コーチングできないなと思っていて、結局、子ども2人にやったくらいです。ただ、皆さんのお話を聞いていると、他部署の方に対してもいろいろコーチング的なことをされているようなので、「ああ、そうか、そういう見方もあるんだな」とすごく勉強になりました。

石川　ありがとうございます。他部署の方とコーチングとはどんな実践事例でしょうね。

Cさん　私が聞いたのは、相手の立場に立って物事を考えて、例えば本社と工場だったり、本社と研究所だったりですね。

石川　仕事をしているとそれぞれに自分の都合があるわけですが、相手の立場や状況はどうなんだろうなと、相手の立場に立って対話することを心がけると歩み寄ることができます。歩いているとき、脇を通り抜けて走る自転車をよくうっとうしいと思いますよね。一方、自分が自転車に乗っているときは、「何でここを歩いているかな」と歩行者の人に対して思ったりする。人間、つい自分の都合でものを考えてしまいますが、お互い相手の立場になって考えてみると、見方が変わります。そうやってコミュニケーションを取っていくことはすごく大事な気がします。

白井　大事ですね。お互いの立場に立つ。お互いが理解し合ってスタートをするのか、そうじゃないのかの違いって大きいですよね。

Cさん　本社にいると本社で考えちゃうんです、いろいろと。それではいけないんだろうなと。それを、工場や研究所の立場で考えられるようになりました。いままで、本社の人ってすごく怖かったイメージがあるので、それがそうじゃなくなってくると、お互いにいい組織になっていくんだろうなと。

白井　はい。ありがとうございます。

石川　そのために、このコーチ・ミーティングの機会はとても効果的だと思います。ふだんあんまりお話ししない部署の方とも話ができる。お互いの立場を理解し合う時間になりますね。ありがとうございます。Dさんお願いできますか。

Dさん　どうしたらいいんだろうねという話をしましたが、答えは出ませんでした。営業で課内のミーティングをやるときに、毎回発言してくれる方と、そうじゃない方がいるという話で、1on1とかをやると話してくれるんだよねという話が出てきて、そこからちょっと話を広げて、どういう場合だと話してくれるんですかと訊いたら、答えはないんですけど、こういう場合ですかねという話をいろいろ伺いました。例えばベテランの人は、若手がいる前でいまさら訊きにくいことがあるのかなとか、そういう場合どうしたらいいんだろうねとざっくばらんに話しました。話せない状況を話せるようになる心理的安全性を高めるにはどうしたらいいのかというのは、私も考えていました。

グループワークでは話さなかったんですが、うちの部で年度末に2か月ぐらいやっていたことがあります。週に1回、朝礼のときに10分間ひたすら部の二十数人のなかでブレイクアウト、3~4人のグループをつくって、ただ雑談をする、ということをやっていたんです。ねらいとしては、「関係の質」を高めるためです。ランダムでグループをつくるんですけど、それをやると結構盛り上がって、そのときの印象としては誰か黙ってしまうという感じはなかったので、例えばそういうかたちで雑談をしてみるのもいいのかなと。ブレイクアウトが終わった後にもちょっと感じました。すみません。取り留めなく。

白井　ありがとうございます（拍手）。Dさんをご指名されたAさんに、感じられたことも伺っておきましょうか。

Aさん　はい。Dさん、どうもありがとうございました。簡単に言うとアイスブレイクですよね。入りのところで雑談するのは、お互いを知る意味で、相手がどう感じているかとか、興味とか、認識を合わせるために非常にいい手法なので、僕も取り入れていきたいなとは思います。なかなか意識していてもうまくできないことが多いので、そこは重要視して、垣根を下ろすというのがすごく大事かなと感じています。そこは再認識してやっていきたいと思います。ありがとうございます。

白井　ありがとうございます（拍手）。緊張する人もいるし、みんなの前で発言することが苦手な人もいます。みんなが話をしやすいというアイスブレイク、とても重要ですよね。

石川　一時、企業、組織のなかで効率を上げようということをすごくいわれました。もちろんいまもいわれていますが、効率最優先になると、無駄話はするなとか、とにかく仕事に集中しようみたいになりがちです。もちろんそれも大切なことですけれど、効率を求めすぎるあまり何が起きているかというと、話しかけにくさだったりするんですよね。ちょっと声をかけて確認すれば済む話が、話しかけにくいな、話しかけたら怒られるのかな、駄目なのか、あの人ちょっと苦手だなとか思っている間に、ずるずる延びてしまって、かえって効率が悪くなりましたみたいな話を往々にして聞きます。リモート環境が増えたことで、雑談、一見業務に直結しない無駄と思われるようなことにあらためて価値があるのではないかと感じています。ツムラさんではこういう対話の時間を取られていますが、この時間が、実は業務効率化のなかで価値につながっているような気がします。雑談というのは、「雑」という言葉があまりいい印象ではありませんね。

白井　そこが誤解されやすいんですね。ウォームアップをしようとか、アイスブレイクしようというような言い方のほうがいいかもしれませんね。

発言しない人もいるという話が出ましたが、発言しない人も意見、考えをもっていないわけではないんですよね。どうやったら出せるかというところは、やっぱり組織内の関係性や雰囲気が大きいですけど、きっかけづくりがあったらいいですよね。いま、ツムラさんのなかでもチームビルディングを幾つかやっていますが、対話の下に何があったのかというと、なぜ全員が意見を言わないんだろう、どうやったら全員の意見やアイデアを引き出すことができるんだろう、これを私もずっと考えました。手挙げでやると、私はこう思うと言うと、似ていると私もこう思うとなっていって、なかなか「自分の意見」ではなくなるんですよね。

どうやったら全員の意見、アイデアが出るのか。ミーティングのやり方を変える方法があります。チームビルディングのなかでも「ファイターズ流ミーティング」としてよくご紹介させていただいています。

明日、○○の案件についてみんなで考えたいと思います。例えば「○○選手の育成について明日議論しますので、いろいろアイデアを考えてきてください」と事前にお願いするんです。それぞれが考えてもってきたものを、手書きでもいいんですが、筆跡で誰の意見かわかるのは嫌だなという人がいたらパソコンで打ってマネジャーのテーブルの上に置いておいてくださいと言うんですね。そして、マネジャーに白板に全員のアイデアを出しておいてもらいます。その時点で全員がアイデアを出しているんです。アイデアのいい悪いはないんです。

この白板を見てどうですか、2人1組で自由に意見交換してくださいと言うわけです。まさに2人1組のブレイクアウトルームです。時間がきたら、今度は、当時ファイターズのコーチ陣は10人だったんですが、5人のグループをつくり、さっきの続きをやってもらう。5人でミーティングをしていいアイデアがあったら、ここで初めて発表してもらうんです。

2人1組で話したことを発表すると、何か言われそうかもという懸念から怖れが湧きますが、5人ぐらいで話し合った結果だと、わりと安心して話せるんです。

この時間で何が起きているかというと、最初に全員のアイデアが出ている。そして、誰のアイデアかわからないなかで自由に議論して深める。ここでは発表がない。今度は5人でやる。ずいぶん練られたところで発表する。これはみんなでアイデアを出して、みんなで決めて、みんなで行動に移すという流れなので、全員が自分事になります。まさに関係の質が高まり、思考の質が上がり、行動の質で結果につながる。

全員の意見を出す、ここがポイントです。駄目出しされることがない。全部ゴールに向けて意見を出しているだけで、ジャッジが入っていません。安心できる雰囲気のなかで、誰からも否定されることがない。そうなると発言しやすいんです。意見は出していいんだ。いや、意見は出すものなんだという意識ができていきます。そこで「発言してくれてありがとう」「勇気をもってくれてありがとう」「本音で話してくれて、本当に勉強になった。ありがとう」などと言われることで、発言することへの怖れがなくなります。これ、よくチームビルディングでもお伝えしていますが、人数分のアイデアが出ることがポイントだと思います。

石川　言葉で話さなくても、何か書いてきてもらうこともできるということですね。

白井　そうですね。オンラインで、チャットで一回みんなに出してもらい、そしてまたブレイクアウトで話をして、最後みんなで決めようか、という流れにできるといいんじゃないでしょうか。

石川　ありがとうございます。あといかがでしょうか。もし、この辺のことをもう少し聞いてみたいと思いましたという方がいらっしゃったら、遠慮なくおっしゃってください。

Eさん　訊いてもよろしいですか。

石川　どうぞ。

Eさん　いまの意見がたくさん出てくるというお話のところです。例えば、議題、目的に合っていない意見が出てきたときに、どう対応するのがいいのか、うまいさばき方のコツはありますか。要は、会議で目的に沿った発言ではなかった場合、スルーしてしまうと、「せっかく言ったのに無視された」というような気持ちになってしまうことがあると思います。意見が拾われなかった人へのサポートとして、何かコツを教えていただけたら。

石川　疑問を出してくれてありがとうございます（拍手）。

ここでまずはみんな受け取る。採用はされないかもしれないけれど、出してくれてありがとうの声かけで、ちょっと完了感が芽生えそうな気がしますね。我々コーチ同士の対話でも、もちろん採用されない意見もあります。まったく正反対の結論が出るときがありますが、コーチの皆さんは、「あなたが違うものを出してくれたから、私たちの議論がより深まったよね。ありがとう」みたいな受けとめ方をします。ちょっと見当違いの発言があったとしても、駄目出しをしないところに心理的安全性がつくられていくのかなと思います。どんな意見であっても言ってくれてありがとう、考えてくれてありがとうという、そういう雰囲気は必要、大事なのかなという気がします。

白井　そうですね。みんなが出してくれたからこそ、今回はこれでいくことに決まったからね。今回はこれでみんなでやってみよう。これを繰り返していくと、何か本当に参加している、自分もその一員なんだ。そして、何を言っても受け入れてくれるというところで、関係性がよくなります。貴重な問いかけをありがとうございます。

石川　はい。深めていただき、ありがとうございます。

白井　ありがとうございます（拍手）。

石川　対話の時間ももっていただきたいので、皆さん、ここまで聞いていて、どのように感じられたか、少しお話ししてきていただきましょうか。

できるだけたくさんいろんな方と出会いをしていただきたいので、グループを組み替えて新たなメンバーでやりましょう。ここまで聞いて感じたことを自由にアウトプットしてきてください。10分ぐらいです。

ブレイクアウトルームでそれぞれ対話　制限時間　10分

心なしか笑顔でお戻りという感じがしますね。メンバーを替えてお話をすると、もらえるヒントがあったり、ひらめくことがあったり、違う切り口が見えてきたりしないでしょうか。これがコミュニケーションの面白いところですね。

同じテーマで話をしていても、相手によって引き出されるものが違ってきます。他部署でおやりになっている、「これ、いいな」といったことを、ぜひ皆さん、もち帰って実践していただけるといいと思います。

ここで10分間の休憩にします。そこから次のテーマに入りたいと思います。

■自分事として考える

石川　長いこと、このツムラさんでのコーチングをやらせていただいておりますが、本当にいい社風だと思いませんか。
白井　すばらしいですね。
石川　当初、自ら考え、自ら行動する人財を育成したい。そのためにコーチングを学びたいんですということでご依頼をいただいて、スタートしました。実際、いろんな講座で皆さんとご一緒するたびに、そういう社風が培われていると感じています。
白井　感じますね。社内にコーチング文化が醸成されている、毎年その蓄積ができ上がっているのを感じますね。浸透してきているという感覚を我々は強く受けています。
石川　はい。どうしても上司がこうしてくれないとか、トップが理解してくれないとか、他責にしがちだったりするんです。私自身、会社員だった時代のことを思い返しますと、かなり幸福度が低かったなと思います。自ら考え、自ら行動し、対話を通して自分の潜在能力を引き出して、高めていく。本当にすばらしい文化だなと思います。
それをよりいっそう加速させていくためには、何が必要でしょうか。皆さん自身はどんなことをしたいですか。
白井　やっぱり組織の一員として、組織がそれを目指している。その目指しているものを手に入れるために私ができることって何なんだろう。コーチング文化をより醸成するために自分ができることって何なんだろう。自分事として全員がそれをやっていくと、気がついたら組織はそうなっていきます。組織に何かをしてもらう、周りに何かをしてもらうというのではなく、自分が組織のために、周りのために何ができるかという観点に立って考えていただきたいですね。

石川　また新たなグループをつくって対話をしましょう。

白井　多くの方とご一緒していただくのがいいですよね。人数を変えてみましょうか。

石川　もう少し小さくしてみますか。では、3名もしくは4名でグループを組み直します。問いは「**目的と価値を求心力とした対話を通して自らの潜在能力を発揮する文化を創っていくために、あなたはどうしたらいいと思いますか？**」です。正解があるわけではありません。対話を通して、考えを自由にどんどん引き出し合っていただきたいです。

白井　本当に正解、不正解はありません。自分の強みって何なんだろう、何で貢献できるんだろうという観点で、それぞれ違っていいんです。ぜひブレイクアウトルームでお互いに考えを披露し合いながら、刺激を受けながら、進めてきてください。じっくり12分ぐらい取りましょうか。

石川　いまピンときていなくても、こうやって対話を繰り返すうちに、何かまた引き出されるものがあります。そういうことも体感していただきたいです。

ブレイクアウトルームでそれぞれ対話　制限時間　12分

白井　たっぷりコミュニケーションを取れたでしょうか。2人1組のところもあったようですが、どんな感じだったんでしょうかね。思う存分しゃべれたでしょうか。
石川　感想も聞いてみたい感じがしますけどね。
白井　Fさん、いかがでしたか。とてもニコニコと聞いていてくださっていましたね。
Fさん　私は産休・育休を取っていて復職したところで、過去のコーチング講座等を受けていません。不安な気持ちで参加させていただいたんですが、勉強になっております。
　先ほど3人でちょっとお話ししたなかでは、一緒のグループになったDさんの意見が私のなかで印象深く残りました。「身近な人から、自分の見える範囲のところから、小さい幸せを与えられるような存在になれるといい」ということをおっしゃっていて、それは私も参考にしたいと思いながらお話を伺っておりました。
白井　ありがとうございます（拍手）。身近な人、関わっている人に幸せを与えられるような存在になりたい。いいですね。
石川　Fさんは今日が初めてのコーチ・ミーティングだったんですね。ニコニコしながらうなずいて参加していただけて、コーチである私たちもとても幸せです。それだけでも、関わりのある人への大きな力づけになるということです。ありがとうございます。こういう姿勢こそが順天精神ではないかなと思います。

白井　ありがとうございます。

石川　もう一人ぐらい聞いてみます。Ｇさん、どんなお話をされましたか。

Ｇさん　自分の仕事を通じてとか、周りの人にどういう影響を与えていけるんだろうというのが、テーマ自体もちょっと難しくて、それこそ対話を通じて、何となくちょっと見えてきたなというところです。わからなかったことも、話を通じてちょっとずつイメージがつくられていく。対話とはこういうことなのかなというのが実感でした。

白井　ありがとうございます（拍手）。

石川　かなり難解な問いかけですが、対話を通してだんだんクリアになっていきます。

白井　人の話を聞いていてアイデアが浮かんでくる、しゃべりながら頭の整理ができてくる、これが対話のいいところですよね。

石川　課題解決や目標達成に向かう答えを皆さん同士で編み出していく。そういう組織になっていっていただきたい。ただ与えられるのを待ってしまうと、待っている間に環境が変わるということも起きてしまいます。

さらに対話を図っていきましょう。先ほど少人数で意見を出し合っていただきました。今度は同じテーマで少し人数を増やします。新たなメンバーで意見をもち寄り、広げてみてください。

白井　5、6名ぐらいでいきますか。ブレイクアウトルームのなかで心理的安全性、安心・安全空間をみんなでつくり出してみる。そのなかでお互いが対話を重ねていく。皆さんで学んだコーチングの手法を活用しながら、どうやったらみんながしゃべりやすいのか。ぜひそういう空気をつくりながらコミュニケーションを深めていただきたい。そして、終わったらちょっと発表いただきましょうか。

石川　ぜひ共有したいですね。グループも多いですし、時間もかかります。

白井　グループでまとめていただいて、ひとことずつ発表していただきましょうか。

石川　そうですね。グループでこういう話が出たというのをまとめていただいて、発表していただきます。お仕事の対話をなさってください。テーマは先ほどと同じで、「**価値、目的を求心力とした対話、それによって自分たちの潜在能力を引き出される文化を創るため、皆さんが目指されている文化醸成のために、何をすればいいと思いますか？**」

　後で、こんな話が出ましたというのを発表してもらいますから。どなたか代表してテキストデータをメモに打ち込んでおいていただけますか。そしてメインルームに戻られたときに、それをチャットで上げていただけると幸いです。

白井　15分取りましょうかね。

石川　はい。では、対話を楽しんできてください。

ブレイクアウトルームでそれぞれ対話　制限時間　15分

石川　どうでしたでしょうか。

白井　グループの代表の方、ぜひチャットで共有したいので、よろしくお願いいたします。

石川　チャットで共有ありがとうございます。これは読みごたえがある。続々ありがとうございます。すばらしい。これは消してしまうのはもったいないですね。コピーをして残しておきたい。短時間ではとても読み切れないぐらいの濃さです。すべてのグループにお声をかけてみたくなります。

白井　今日参加している皆さんも、ほかのグループの話を読んで参考にできると思います。これをどんどん実現していけば、すごい会社になりますよ。皆さんも実感しているんじゃないでしょうかね。

石川　すばらしいアウトプットです。正直とても感動しています。短時間でこれだけの対話、そして建設的な対話。文句を言うとか、不平不満を言うとかじゃなくて、どうしたらいいのか。非常に建設的なご意見の数々。これは社員の皆様の底力と言いますか、スキルの高さ、意欲の高さを感じます。どなたか、このチームに質問をしたいとか、何か感じられたことがある方は、自由に発言していただいても構いません。

白井　このチャットを読ませていただいて、他人事にしないで自分のアイデアをまずもっていくみたいな話もたくさん出ています。先ほど質問を受けて、やっぱりせっかく意見を出したので、全員の人の意見を拾いたい。スルーは駄目だなんていうのは易しいですし、その空気は大事ですけどね。一方で、意見を出したときに、その意見が採用されないときだってあります。そのときに、採用されなかったことで落ち込んで、自分を責めるのではなくて、まず意見を出して、組織の一員として私は役割を果たしたんだというところで、なぜ採用されなかったのかより、そのアイデアを出したことをまず自分自身で承認することがとても大事だと思うんですよ。なぜ採用されなかったかというところに焦点を合わせるのでなく、今回採用されたというのは、確かに「なるほどな」と私も思うよね。じゃ、自分のアイデアや意見が採用されるために、次できることって何なんだろう。よし、また次もチャレンジしてみよう。この落ち込みを選択するのではなくて、次に向かって何をしていくのかというところに焦点を合わせて考えてみる。まさに問題解決に焦点を合わせる。原因追及ではなくて問題解決。これがコーチングで学んできたスタンスです。

石川　部門を超えて、社員の皆様同士がここまでアウトプットができる土壌ができているということに私は感動しました。ありがとうございました。皆さんの感想を聞いてみましょうか。やってみてどのように感じられたのか。この時間の感想をぜひお聞かせいただきたいですね。Hさん、いかがでしょうか。

Hさん　本当に勉強になりまして、参考にしたいことがたくさんありました。Dさんの班で話し合われたことで、ミーティングの仕切りを当番制にすると書いてあったんですけど、うちの営業所は所長を中心に話し合いをしていまして、この当番制は非常にいいなと感じました。当番制にすることで強制的に役割が回ってきます。しっかり仕切りもできるし、他人事みたいな社員はいないんですけど、ことがあった場合にはちゃんと関わることができると感じました。これは非常に有効だなと。勉強になることがたくさんありました。

白井　ありがとうございます（拍手）。

石川　コーチ・ミーティングを、昨年度までは部署ごと、営業所単位でやっていました。すばらしい実践事例ってあるんですよね。それで成果を感じられていることもあって、これはほかの部門の方にもぜひお伝えしたいなと思うことが多々あります。そういうのをこういう場で共有していただけるのは、社内の活性化につながりますよね。

白井　Hさんが言ったように当番制にするのは、最初は嫌だと思う人もいるかもしれません。大変だと思うかもしれませんが、ファシリテートする側をやってみると、「意見を何も言ってもらえないとこんな気持ちになるんだ」とか、逆に「どんどん意見を言ってもらえるとこんな気持ちになるんだ」ということがわかります。自分が逆の立場を取ったときに、あの人がファシリテーターをしているときに、あの人がちゃんとみんなをしっかり回せるように私は積極的に参加しよう、意見を言おうとなっていきますから、これが立場を取る、自分事とするというのに確かにつながります。ありがとうございます。

石川　今日、国内グループ会社A社さんは、皆さんでパソコン共有しながら参加されています。ちょっとお声を聞いてみたいですね。

Ｉさん　お世話になります。Ａ社です。いま、本社で５人で参加させていただいております。いろいろな方とお話しさせていただいて、ふだんお話しすることがない方とお話ができて、かなり自分の身になったかなと感じております。

今日話したなかで、いろいろな意見が出ました。やはり相手のことを考えるというところは当たり前のことではありますが、あらためて、どの仕事をしていても、部署が違えども、そこは大前提でもって仕事をしていくというところは、ある意味目的を皆さん共有して仕事をするというところと同じぐらい大事なのかなと感じることができました。

白井　ありがとうございます（拍手）。お互いが相手のことを尊重し合う。みんな同じ目的、目標に向かって、ゴールに向かってやっているので、ちょっと意見の違いがあったとしても、そこをみんなが向いているんだというところでね。たくさんの方と今日はコミュニケーションを取れた、対話ができたというのは、いろんな人と対話をするなかで対話の重要性、対話の効果を感じていただけたらなということで、今日はこういう時間をたくさん取っているわけですけれども、それを体感していただいたというのも本当にうれしいことですね。

石川　コーチングとは、ゴールに向かう対話でしたね。

白井　ゴールに向かう対話。これがまた、２人が３人、４人、大人数になって、一丸となってそこに向かっていったときの力強さ、パワーというのは、一人で行くときより２人で行くときよりもっと大きくなっていきますから。

石川　ここを見失って、ここでバトルが起きて。けれども、ここに向かうんだよねということで相手の立場をいろいろと考えながら、ここに向かう対話を繰り返していくことで、考え方は一緒だったね、ちょっとやり方が違うだけだねという気づきが起きたりしますから、けっして真っ向から対決しているわけではない。向かう先は1つだよねということを理解しながら背景を探っていくと建設的な対話につながるのではないでしょうか。後でもう一度ゆっくりと拝読させていただきます。皆さんのチーム力と言いますか、対話力と言いますか、本当に圧倒されました。ありがとうございます。

■私が実践することは何か

石川　さて最後に、皆さんが今日から、明日から、「**自分自身で実践することは何でしょうか？**」。意識的に、すぐにでもできることを1つ挙げていただけたらと思います。

白井　チャットでお願いします。よろしくお願いします。

石川　対話のなかでいろんなヒントをそれぞれ深め合っていただいたと思います。「元気な挨拶」、大事です。「返事がなくてもやり続ける」、大事（笑声）。

白井　そうです。「返事があるかどうかも相手が決めることで、私ができることに焦点を合わす」、大事です。今日も、他部署の方とか立場の違う方とさまざまなコミュニケーションを取って気づいたことがあるので、それを社内でもどんどん広げてほしいですよね。

「ちょっとしたことでも自分の気持ちを伝える、考えを伝える」、素敵ですね。対話からたくさんの気づきを得られますよね。

石川　はい。皆様、ありがとうございました。

白井　傾聴・承認は対話がはずみますよね。皆さん、ありがとうございました（拍手）。

石川　今日も本当にツムラさんの社員の皆さん、すばらしい。本当にさらに良い風土を醸成されていくなと私は確信させていただきました。ありがとうございます。

白井　皆さん、今日はどうもありがとうございました。コーチングを〝自分事〟として、そして自分には何ができるのか。組織のためにという文化醸成に向けて皆さんが力強く進んでいくということをイメージでき、勇気づけられましたね。我々講師として、本当に感動をいただきました。こんな手応えを感じられるのは本当に皆さんのおかげです。ぜひ現場でどんどん実践してください。またどこかで皆さんにお会いできることを楽しみにしております。今日はどうもありがとうございました。

石川　ありがとうございました（拍手）。

村田　では、5分休憩を取ります。その後、残りの25分でまとめをやります。

終わりに

■本日のまとめ

村田　レジュメの最後のところにまとめがあります。これを私が説明しながら白板に書いていきます。理解したつもりでも、いざ自分で書いてみろ、話してみろ、と言われるとできないものなんですね。私はこうやって理念浸透の講座のたびに書きながら説明をさせてもらっていることで、どんどん理解が深まりました。ですから、できれば皆さんにも、書いて説明できるようになっていただきたいと思っています。

組織資本を起点とした7つの資本による価値創造の循環サイクル（85ページの図）についてお話しします。

まず、ツムラグループは、組織資本を起点とした、人的資本、知的資本、自然資本、製造資本、社会・関係資本、そして財務資本という、当社独自の「7つの資本による価値創造」、企業価値を高めるために循環サイクルを構築し回し続けています。7つの資本についてまとめます。

【組織資本】によって、パーパスを掲げた理念経営・ビジョン経営が進められます。今日実施している理念浸透オフサイトミーティングに役員・社員が参加し、順天の精神・パーパス・理念・ビジョン・企業文化を対話して、自分事化します。これらにワクワクするようなものであるならば、組織力は高まっていきます。目的と価値を求心力とした対話を多くの組織で実施していくといいし、対話の時間を設けていく必要があります。

【人的資本】として、組織のなかにいる一人ひとりがワクワク・イキイキ仕事に取り組むためにコーチング文化を醸成します。コーチングによる対話により、人の潜在能力が最大限に引き出されます。白井さんは、人は潜在能力を自ら発揮するようになると力が出てきます、と言われています。だから、ワクワク・イキイキで仕事をする。イキイキは現状の感情で、ワクワクは将来に向けての感情です。

【知的資本】によって、組織や人のあり方、やり方が蓄積されていきます。こうやったら、ああやったらうまくいくがみんなのなかで出てくる。漢方薬は多成分系薬剤でさまざまな知見が集積され、生薬の可能性を無限に引き出します。暗黙知を見える化して、さらにデジタル化するのは人の知恵になります。信頼関係「関係の質」があれば思考の質も上がります。

ワクワクし、イキイキしたものが、ノウハウとして蓄積されていきます。会社がもつ漢方バリューチェーンに乗せていくのがよいと思います。

【自然資本】として、地球環境をどの企業よりも大切に考え、生薬の品質は畑からという持続的な仕組みを構築していくことになります。

【製造資本】として、独自の生産技術・システムにより、安全で安心な漢方・生薬・中薬製剤を、日本、中国で安定供給します。生産本部は本部で作成したフィロソフィをもって、みんなで対話する風土づくりをしています。

【社会・関係資本】によって医療医薬品代理店、医療機関で患者様、ドラッグストア・薬局等でお客様に漢方製剤が届けられ、社会に良い変化が起こります。パーパス「一人ひとりの、生きるに、活きる。」の実践として、病気治療・健康に貢献することが真の成果と考えています。ここまでが組織資本、人的資本を中心とし、知的資本、自然資本、製造資本、社会・関係資本の6つの資本を、ツムラグループでは「プレ財務資本」と表現しています。ワクワク・イキイキした社員が社会課題の解決に貢献し、お客様、社会がニコニコになります。結果業績になり財務資本につながります。

【財務資本】 その成果が業績として「財務資本」に現れます。そして得られた利益を各資本に再投資することで、「7つの資本」により価値創造サイクルを持続的に回し続けます。お客様に評価された結果、売り上げ、利益が出てきます。

資源と資本の違いがわかりにくいと思います。資源は現時点で所有しているものの量で、資本は将来価値を生み出すもの。資本は増大していくものです。

パーパスを掲げた理念経営による企業価値創造のプロセスにおいて、組織資本、人的資本を中心として7つの資本が利益の源泉になります。ツムラグループでは組織資本・人的資本を起点として価値創造サイクルを回し続けることで、将来価値を持続的に生み出します。

これを結びつけて、発揮する一番の力になるのが現場（部門等）で行われている目的・価値を求心力とした〝対話〟なのです。部門を超えて横断した〝対話〟により、理念やビジョンにワクワクした社員が、イキイキと働くことで、お客様、社会、地球、私たちがニコニコになる。「7つの資本による価値創造」循環サイクルの目的はそこにあります。

■本日の振り返り

村田　本日の振り返りをします。

まず、「ツムラグループDNAピラミッド」ですね。この順天の精神、パーパス、経営理念・企業使命、サステナビリティビジョン・長期経営ビジョン、目指すべき人財像・目指すべき組織像の、関係性・一貫性がわかっていただけたでしょうか。これからも、継続すること、対話しながら毎年、毎年と深めていきたいと思います。

「パーパスを掲げた理念経営のフレームワーク」ということで、実践バージョンとして、プリンシプル（順天の精神）を背骨として、パーパス、基本理念からスタートしています。当社の成果は、お客様からの喜びですので「お客様・患者様など社会によい変化をもたらす」ことになります。

また「一人ひとりの、生きるに、活きる。とは」「健康とは」の問いを通して共有しました。

長期経営ビジョンがスタートする1年目です。10年後のビジョン、あるべき姿からバックキャストの考え方。また、ビジョンが実現した時どんな社会が実現するのか、の問いを通して自分事化してもらいました。

「組織資本」を求心力とした7つの資本による価値創造サイクルを「遠心力」として、目的と価値を求心力とした〝対話〟にて潜在能力を発揮してビジョンを実現して、持続的な企業価値の向上を目指し続けます。

目的と価値を求心力とした対話により、理念やビジョンにワクワクした社員がイキイキ働くことで、お客様、社会がニコニコになるということをツムラグループ全体で目指していきたいと思います。

人がやる気を発揮するときに生産性が上がるというデータがあります。ベイン・アンド・カンパニー（President Online 2017.10.31）の調査では、「仕事に対して当事者意識がある社員」の生産性144％、「やる気に満ちあふれている社員」の生産性225％とされています。こういう報告もあり、潜在能力を発揮するために、自ら考え、自ら行動する人財が増え、やる気に満ちあふれる社員が組織力を高め、良い会社を目指していきます。目指すべき人財像・目指すべき組織像がピラミッドの土台であることを確認ください。

人を幸せにして社会を豊かにする事業活動をしていきたいということです。池田さんにバトンタッチしましょう。

池田　最後に一つの問いを投げかけさせていただきます。

「あなた自身の人生の目的は何ですか？」

皆さんそれぞれ人生の目的があると思います。そもそも我々が何のために働いているのかは、多かれ少なかれ日々考えるところだと思いますので、これは皆さんで共有することじゃなくて、そもそも自分の人生って何だろう。自分はいま、何のために働いているんだろうというところをご自身のなかで問いかけていただきたいです。これは私自身も日々考えるところがあります。この場で共有するということではなくて、自分のなかでここをもう一度振り返っていただきたいという意味合いでちょっと出させていただいています。

「人生の幸福にとっては、我々のあり方、すなわち人柄こそ、文句なしに第一の要件であり、最も本質的に重要なものである」

今回、理念浸透をどういったかたちで進めればいいのかなと、私はいろんな方ともご相談しながら考えてきました。そこで、いい言葉をご紹介させていただくことにしました。

ショーペンハウアーは、デカルト、カントと並び称される哲学者です。人生の幸福にとっては、我々のあり方、すなわち人柄こそ、文句なしに第一の要件、条件なんだと。最も本質的に大事なものだよということを言っているんですね。

これはどういうことかというと、日々コーチ・ミーティングでも白井さん、石川さんが心の在り方、人としての立ち位置みたいなものがベースだということをつねづねおっしゃっています。ここがすごく私自身のなかでつながって、やっぱり人生が幸福かどうかは、自分自身が物事をどう捉えるか。ここが一番ポイントになるんだということを言っていると、私はこの言葉からそのように解釈しましたので、ぜひ皆さん、ここをきっかけに、ご自身の幸せとは何かをぜひ考えていただきたいと思い、紹介させていただきました。

「幸せを数えたら、あなたはすぐ幸せになれる」

これもまたショーペンハウアーの言葉です。日々の些細な幸せであっても、ポジティブなところをどんどん見つけていくことで、人間関係もよくなるでしょうし、そういったところはまさにその人それぞれの心のもちようで決まっていく。

私自身、以前、やっぱり何でも否定的に見るというきらいが正直あったんですが、せっかくの人生ですので、こういったいいところ、幸せなところを感謝をもってやっていくと、自分自身が結局幸せになれるということに気づかされたので、紹介させていただきました。

村田　不幸せを数えるのではなく、幸せを探して数えたほうがいいということですね。周りにはいろんな楽しいこともたくさんあるから、そういうほうがいい。

こういう話を聞くと、「当たり前と有り難い」という話を思い出します。たとえですが、朝、食卓に食事が出てくることが、「当たり前」に思ってしまいます。でも、それを「有り難い」と思わないといけない、おいしいなって幸せになるほうがすごくいいんだと。作ってくれたことに感謝するとか。そういう意味でいいのかな。感謝の気持ちを大切にしています。

池田　そうですね。やっぱり感謝できるかどうかで幸せ度は変わってくると思います。

村田　今日一日通してどんな感じだったでしょうか。いろんな人と役職・部門を超えて話すといいですね。多くの気づきがあったと思います。最後のアウトプットです。感想をチャットに上げていただけると、今後の参考になりますので、ぜひよろしくお願いします。

池田　ありがとうございます。対話というキーワードが皆さんのところからもぼんぼん上がっています。人がやることは対話でしか解決できないと思います。皆さんも日常のなかで対話を増やしていっていただけたらと思います。

村田　皆さんも職場に戻ってからもいろんな方と対話するとか、他部門の方で話した方とは関係ができたと思いますので、また話し合っていろんな話を聞いてみるとか、それによって理解度が深まることが多くなると思いますので、ぜひ実践いただきたいと思います。6時間にわたり最後までご参加いただきありがとうございます。

最後に、白井さん、石川さんにもう一度拍手とお礼を言いたいと思います。白井さん、石川さん、ありがとうございました。

装丁　一瀬錠二（Art of NOISE）

執筆協力　阿部久美子

ツムラの理念経営
“全社員対話”の継続で企業精神は浸透する

2024年9月2日　第1版第1刷発行

編　者　ＰＨＰ研究所
発行者　村上雅基
発行所　株式会社ＰＨＰ研究所

京都本部　〒601-8411　京都市南区西九条北ノ内町11
教育企画部　☎075-681-5040（編集）
東京本部　〒135-8137　江東区豊洲5-6-52
普及部　☎03-3520-9630（販売）

PHP INTERFACE　https://www.php.co.jp/

組　版　株式会社PHPエディターズ・グループ
印刷所　株式会社光邦
製本所　東京美術紙工協業組合

ISBN978-4-569-85741-1